Knaur

Sven-David Müller

Die 50 besten Cholesterinkiller

- Wie Sie Ihre Blutfette günstig beeinflussen
- Die wichtigsten Tricks für jeden Tag

GESUND GENIESSEN

Liebe Leserinnen und Leser,

seit dem Zweiten Weltkrieg gehören Herz- und Kreislauferkrankungen zu den häufigsten Todesursachen in der westlichen Welt. Die wichtigsten Risikofaktoren für dieses Krankheitsbild sind Übergewicht und Adipositas (Fettsucht), Bewegungsmangel, Diabetes mellitus (insbesondere Typ 2), Rauchen, erbliche Faktoren, Fehlernährung und nicht zuletzt auch erhöhte Blutfettwerte. Rund 75 Prozent der Menschen in den westlichen Industrieländern leiden unter einem erhöhten Cholesterinspiegel von über 200 mg/dl, und die Krankenkassen geben jährlich Hunderte von Millionen Euro für Lipidsenker aus. Nicht erst seit den Pharma-Skandalen, die diese Medikamentengruppe betraf, suchen Patienten und Mediziner nach Alternativen bei der Behandlung von erhöhten Blutfettwerten.

Dieses Buch stellt Ihnen die 50 wichtigsten natürlichen Cholesterinkiller vor. Cholesterinkiller sind Lebensmittel, Nahrungsergänzungsmittel und Verhaltensweisen, die in der Lage sind, das »schädliche« LDL-Cholesterin effektiv zu senken, das »gute« HDL-Cholesterin deutlich zu erhöhen oder die Menge der Triglyzeride zu reduzieren. Allein durch die Änderung der Ernährung und der Lebensweise könnten etwa zwei Drittel aller Menschen, die unter erhöhten Blutfettwerten leiden, ohne Medikamente (Lipidsenker) auskommen. Erst wenn eine Ernährungsumstellung und der Einsatz von natürlichen Cholesterinkillern

nach einigen Wochen oder Monaten nicht zu deutlich geringeren LDL-Cholesterinwerten führt, ist es sinnvoll und notwendig, auf Medikamente zurückzugreifen.
In diesem Buch stelle ich Ihnen Möglichkeiten vor, durch die Umstellung der Ernährungsweise und den Effekt von Cholesterinkillern den Cholesterinspiegel ohne Nebenwirkungen durch Naturstoffe aus der Nahrung zu reduzieren. Erhöhte Cholesterinwerte bis etwa 300 mg/dl lassen sich in den meisten Fällen allein durch eine Ernährungsumstellung verringern. Bei höheren Werten kann die Medikamenteneinnahme häufig auf eine minimale Dosis reduziert werden, wenn Sie sich die positiven Wirkungen der natürlichen Cholesterinkiller zunutze machen.
Folgen Sie dem Satz des Hippokrates, des berühmtesten Arztes der Antike: »Lass deine Nahrung deine Medizin und deine Medizin deine Nahrung sein.« Belasten Sie sich nicht unnötig mit der Einnahme überflüssiger Medikamente, sondern machen Sie aus Ihrer Speisekammer und Ihrem Kühlschrank eine Apotheke und setzen Sie bei der Senkung Ihres Cholesterinspiegels auf »Mutter Natur«.
Zögern Sie nicht, sich an mich zu wenden, wenn Sie Fragen, Kommentare oder Anregungen zu diesem Buch haben.
Ich wünsche Ihnen eine gute Gesundheit!

Ihr Sven-David Müller
Diätassistent und Experte für nutritive Medizin

Cholesterinwerte: zwischen Notwendigkeit und Risiko

Cholesterin ist eine Substanz, die Ihr Körper für einen reibungslosen Stoffwechsel benötigt. Ein zu hoher Cholesterinspiegel gilt jedoch als Risikofaktor.

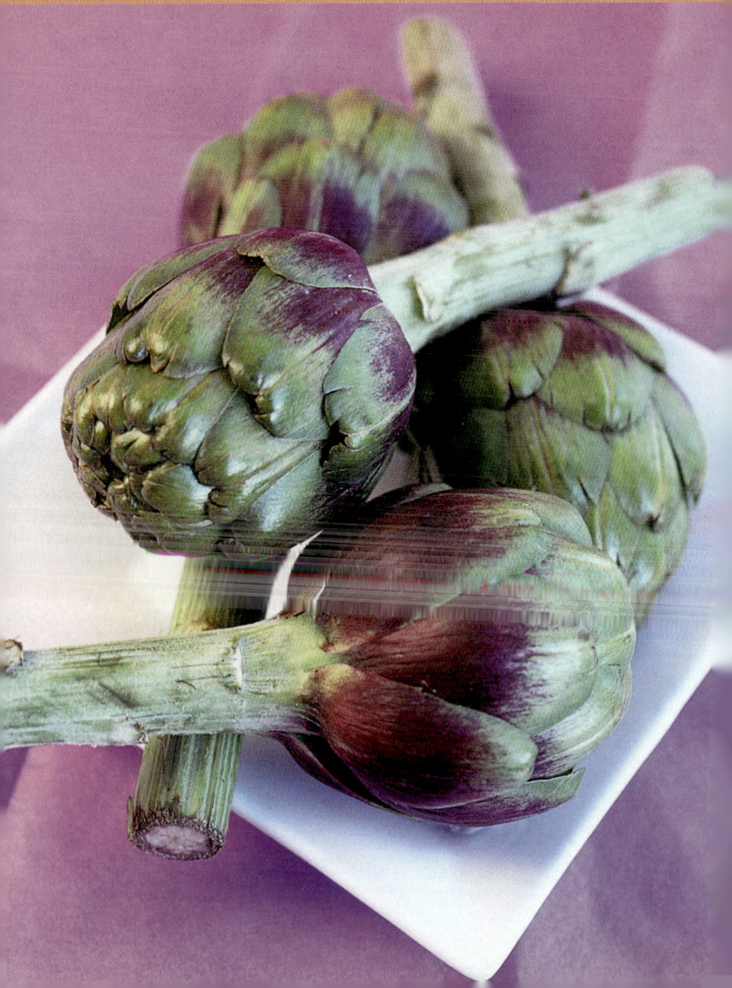

Was ist Cholesterin?

Cholesterin (oder: Cholesterol) ist ein lebenswichtiges Lipid, das Bestandteil aller menschlichen und tierischen Zellen ist. Cholesterin ist unter anderem für den Aufbau von Zellwänden notwendig und dient als Ausgangssubstanz für Steroidhormone und Gallensäuren. Pflanzen und Pilze enthalten statt Cholesterin ähnlich aufgebaute Phytosterole. Daher ist pflanzliche Nahrung grundsätzlich frei von Cholesterin.

Der Großteil des Cholesterins wird vom Körper selbst hergestellt, nur ein kleiner Teil Cholesterin wird mit der Nahrung aufgenommen. Davon wiederum werden nur 40 bis 50 Prozent vom Organismus verarbeitet. Nicht die Menge an Cholesterin, die mit der Ernährung zugeführt wird, ist also von entscheidender Bedeutung, sondern die Qualität der Nahrung insgesamt. Eine sehr geringe Cholesterin-Zufuhr über die Nahrung führt sogar zu einem Anstieg der körpereigenen Produktion, während eine hohe Zufuhr die Eigenproduktion reduziert.

Eine cholesterinfreie Ernährung ist daher nicht empfehlenswert, die Menge von 300 mg Cholesterin pro Tag sollte allerdings nicht überschritten werden.

Freispruch für das Hühnerei

Obwohl ein Ei(-dotter) mit etwa 250 mg Cholesterin zu Buche schlägt, steigt der Cholesterinspiegel im Blut nach dem Verzehr nicht etwa an. Das ebenfalls im Eigelb vorhandene Lecithin senkt nach neueren Studienauswertungen den Cholesterinspiegel.

Lipoproteine – Transportmittel für Cholesterin

Da Fett und Cholesterin nicht wasserlöslich sind, hat der Körper ein Transportsystem aufgebaut, um diese Substanzen im Blutplasma transportieren zu können. Diese Aufgabe übernehmen Lipoproteine. Nach der Verdauung und Aufnahme übernehmen zunächst Chylomikronen den Transport des Cholesterins. Von der Leber aus transportieren Lipoproteine verschiedener Dichte (VLDL, IDL, LDL) das Cholesterin in die Zellen des gesamten Körpers.

Ist zu viel LDL im Blut, kommt es durch Ablagerungen an den Blutgefäßwänden zur Arteriosklerose. Daher bezeichnet man LDL als unerwünschtes oder schlechtes Cholesterin. Vor allem oxidierte LDL sind für eine beschleunigte Arteriosklerose verantwortlich. Zum Schutz vor Oxidation sollten dem Körper ausreichend antioxidativ wirkende Stoffe zugeführt werden.

Täglich frisches Obst und Gemüse in jeder Form sorgen für eine ausreichende Menge dieser Schutzstoffe.

Bezeichnungen für Lipoproteine

Die Bezeichnungen der Lipoproteine kommen aus dem Englischen und beziehen sich auf ihre Dichte. So haben LDL eine geringe Dichte (low density), HDL sind Lipoproteine mit einer hohen Dichte (high density).

Eine »Eselsbrücke«:

Der HDL-Wert soll hoch (high) sein,
der LDL-Wert eher niedrig (low).

Das HDL nimmt Cholesterin auf und sorgt für den Rücktransport zur Leber. An andere Zellen gibt HDL kein Cholesterin ab. Daher wird HDL häufig als das wünschenswerte oder gute Cholesterin bezeichnet. Erstrebenswert ist also, die Werte des LDL-Cholesterins zu senken und gleichzeitig die Menge der HDL-Cholesterine im Körper zu erhöhen. Dies lässt sich mit der Cholesterinkiller-Strategie leicht erreichen. Die meisten Lipidsenker hingegen senken leider außer dem LDL- auch den HDL-Wert und sollten daher nicht bevorzugt eingesetzt werden.

Blutfettwerte im Überblick

Die Bestimmung der Blutfettwerte, also von Gesamtcholesteringehalt, HDL, LDL und Triglyzeriden, sollte grundsätzlich mindestens einmal jährlich vorgenommen werden. Bei erhöhten Werten ist es sinnvoll, nach drei Monaten eine Kontrollmessung durchzuführen. Inzwischen sind solche Messungen nicht nur beim Arzt, sondern auch in vielen Apotheken möglich.

Dabei sollten folgende Werte als Anhaltspunkt dienen:

Gesamtcholesterin	< 200 mg/dl
LDL	< 160 mg/dl
HDL	mindestens 45 mg/dl
Triglyzeride	< 200 mg/dl

Für Patienten mit weiteren Risikofaktoren für Herz-Kreislauf-Erkrankungen, z. B. Diabetiker oder Menschen mit erhöhtem Blutdruck, gelten strengere Richtwerte, vor allem für den LDL- und Triglyzeridwert.

Risikofaktor Triglyzeride

Noch vor zehn Jahren war kaum bekannt, dass ein erhöhter Triglyzeridspiegel ein Risikofaktor für Herz und Gefäße darstellt. Heute weiß man, dass es sich dabei um einen weiteren Faktor handelt, der in Kombination mit einem erhöhten Cholesterinspiegel das Infarktrisiko erhöht. Als Ursache für einen erhöhten Triglyzeridgehalt im Blut gelten vor allem Übergewicht oder eine Diabeteserkrankung.

Erhöhter Cholesterinspiegel – und nun?

Das Risiko für Herz-Kreislauf-Erkrankungen ist von verschiedenen Faktoren abhängig. Eine familiäre Veranlagung und das Lebensalter gehören zu den Faktoren, die nicht zu ändern sind. Rauchen, Bluthochdruck, Adipositas (Fettsucht), Diabeteserkrankung und zu hohe Cholesterinwerte jedoch sind die Faktoren, die zu beeinflussen sind. Schon bei leicht erhöhtem Cholesterinspiegel steigt die Gefahr, einen Herzinfarkt zu erleiden, erheblich. Bei Werten über 400 mg/dl kann sich das Risiko sogar verdreifachen. Etwa drei Viertel aller erwachsenen Männer und Frauen weisen nach Angaben des Statistischen Bundesamtes einen erhöhten Cholesterinspiegel auf.

Das klingt zunächst alarmierend. Bei der weiteren Auswertung stellt man jedoch fest, dass weniger als zehn Prozent der Erwachsenen einen Cholesterinspiegel von über 300 mg/dl aufweisen. Das ist die gute Nachricht, auch wenn die Pharma-Lobby das nicht gerne hören wird. Bedeutet es doch, dass die meisten Menschen mit erhöhten Cholesterinwerten allein durch eine Umstellung ihrer Gewohnheiten einen ausgeglichenen Cholesterinspiegel erreichen können. Ernährungsmediziner sind sich einig, dass Lipidsenker in vielen Fällen überflüssig sind. In jedem Fall sollte in erster Linie eine blutfettsenkende Ernährung durchgeführt werden. Nur in wenigen Fällen, in denen besonders hohe Cholesterinwerte vorliegen, ist die Einnahme von Lipidsenkern erforderlich. Außerdem gibt es einige wenige Menschen, die auf eine Umstellung der Ernährung nicht oder nur sehr wenig reagieren.

Geben Sie nicht zu früh auf!

Bei einer Ernährungsumstellung mit dem Ziel, den Cholesteringehalt im Blut zu senken, müssen Sie sich etwas Zeit geben. Die Umstellung kann nicht »von heute auf morgen« erfolgen. Lassen Sie frühestens nach acht bis zwölf Wochen Ihre Blutfettwerte erneut prüfen.

Ernährungsumstellung und Bewegung

Die Blutfettwerte lassen sich bei den meisten Menschen durch eine gesunde Lebensführung und bewusste Ernährung positiv beeinflussen. Leider lauern im Supermarkt viele Fallen. Fertigprodukte, Alkohol und Softdrinks verlocken zum Einkauf. Jeder Bundesbürger verbraucht im Jahr rund 800 Kilogramm Lebensmittel. Bei diesen Mengen ist offensichtlich, dass es grundsätzlich auf die Zusammensetzung dieser enormen Menge Nahrung ankommt. Für Menschen mit erhöhten Bluttfettwerten kommt es vor allem darauf an, ausreichend pflanzliche Lebensmittel und nicht übermäßig viele Lebensmittel tierischer Herkunft zu essen, denn pflanzliche Lebensmittel sind frei von Cholesterin.

Auch Kohlenhydrate beeinflussen die Blutfettwerte

Kohlenhydrate, besonders Zucker und zuckerhaltige Lebensmittel, können den Triglyzeridspiegel erhöhen. Das gilt auch für Produkte mit Zuckeraustauschstoffen (z. B. Fruchtzucker). Süßstoffe sind keine Kohlenhydrate und haben daher keinerlei Einfluss auf den Cholesterin- oder Triglyzeridspiegel. Lebensmittel mit einem niedrigen glykämischen Index wirken neutral oder senkend auf den Triglyzeridspiegel.

Achten Sie auch auf den Zucker- oder Fruchtzuckergehalt in Getränken. Sehr schnell kommen große Mengen Zucker zusammen, wenn Sie Ihren Flüssigkeitsbedarf mit Hilfe von Fruchtsäften, Nektar, Fruchtsaftgetränken oder Limonaden decken. Mineralwasser, z. B. mit einem Spritzer Zitronensaft, ungesüßter oder mit Süßstoff gesüßter Tee sind die bessere Wahl zur Deckung Ihres Flüssigkeitsbedarfs von etwa zwei Litern. Besonders gesunde Getränke sind Kefir und Brottrunk, da beide probiotisch wirksame Mikroorganismen enthalten, die nach vorliegenden Studien in der Lage sind, den Cholesterinspiegel zu senken.

Wasserlösliche Ballaststoffe (insbesondere Plantago-ovata-Samenschalen) können den Cholesterinspiegel senken. Außerdem binden Ballaststoffe in geringen Mengen Fett.
Studien zeigen, dass das Herz- und Gefäßrisiko auch mit dem glykämischen Index (auch GI, GLYX) verbunden ist. Dieser Wert gibt an, wie rasch kohlenhydrathaltige Lebensmittel den Blutzuckerspiegel steigern. Besonders wertvoll für eine gesunde Ernährung sind Lebensmittel mit einem niedrigen glykämischen Index (mit Ausnahme von isoliertem Fruchtzucker oder Fruchtzucker in Getränken).

Eine gute Wahl: niedriger Glyx

Lebensmittel mit einem niedrigen glykämischen Index sind: Vollkornbrot, Haferflocken, Weizenkleie, Getreide, Hülsenfrüchte, Frischgemüse, Obst (außer den sehr zuckerhaltigen Sorten wie z. B. Weintrauben, Bananen), Milch und Milchprodukte.

Proteine: Wirkung über »Umwege«

Eiweiß (Protein) hat keinen unmittelbaren Einfluss auf die Blutfettwerte. Häufig enthalten jedoch proteinreiche Lebensmittel gleichzeitig eine größere Menge Fett. Bei tierischen Produkten wie Fleisch oder Milchprodukten sind im Fettanteil reichlich gesättigte Fettsäuren enthalten. Bei erhöhtem Cholesterinspiegel sollten Sie daher versuchen, öfter mal tierisches durch pflanzliches Eiweiß zu ersetzen.

Probieren Sie doch mal »Soja-Wurst« oder Tofu anstatt Wurst oder Fleisch aus und bauen Sie mehrmals wöchentlich Sojaprodukte – auch Sojamilch – in Ihren Speiseplan ein. Dadurch können Sie den LDL-Cholesteringehalt in Ihrem Blut schon deutlich senken.

Soja-Bolognese

Mit einer Spaghetti-Sauce nach Bologneser Art lassen sich meist auch die letzten Skeptiker in Sachen »Soja« häufig überzeugen. Herzhaft gewürzte Sojaprodukte nach Hackfleischart (aus dem Reformhaus oder im Bioladen) sind unkompliziert in der Anwendung und daher für Einsteiger bestens geeignet.

Fett: Menge und Qualität sind entscheidend

Die Fettaufnahme vieler Deutscher liegt vermutlich mindestens 30 Prozent über den Empfehlungen der Experten. Dazu kommt, dass diese Menge zu einem großen Teil aus tierischen Produkten und Fertiggerichten stammt, so dass besonders viele gesättigte Fettsäuren und Transfettsäuren in unserem »täglich Brot« stecken. Diese sind jedoch besonders belastend für den Cholesterin- und Triglyzeridspiegel. Ein- und mehrfach ungesättigte Fettsäuren und Phytosterole dagegen senken die Blutfettwerte, Omega-3-Fettsäuren insbesondere die Triglyzeride. Ziel muss es also sein, die gesamte Fettmenge zu reduzieren, dabei aber auf die Qualität der Fette zu achten.

Vorwiegende Fettsäuren in Lebensmitteln:

Gesättigte Fettsäuren (GFS):
Palmkern- und Kokosfett, Butter(-schmalz), Schweineschmalz, fettes Fleisch, Aufschnitt
Einfach ungesättigte Fettsäuren (EUFS):
Olivenöl, Gänse- und Entenschmalz, Rapsöl, Sesamöl
Mehrfach ungesättigte Fettsäuren (MUFS):
Safloröl, Leinöl, Rapsöl, Nussöl, Sonnenblumenöl, Diätmargarine

Täglich genügend Cholesterinkiller

Schauen Sie sich die folgenden Seiten an und suchen Sie sich für Ihre tägliche Ernährung ausreichend Cholesterinkiller aus. Wählen Sie frisches Obst und Gemüse, ballaststoffreiche Getreide und Hülsenfrüchte aus. Dazu hochwertiges (häufiger auch pflanzliches) Eiweiß aus fettarmen Milchprodukten, Fisch, Sojaprodukten und magerem Fleisch. Verwenden Sie zum Zubereiten der Speisen hochwertige Öle in kleiner Dosis. Die tägliche Fettmenge sollte 60 bis 80 g nicht überschreiten. Trinken Sie ausreichend – meiden Sie dabei jedoch sehr zuckerhaltige Getränke. Auf Seite 74 finden Sie Ideen für einen kompletten Cholesterinkiller-Tag.
Sie werden merken, dass sich Ihre Mahlzeiten immer mehr zu einer herzgesunden, cholesterinfreundlichen Ernährung entwickeln. Nach zwei bis drei Monaten können Sie dann die Erfolge Ihrer Cholesterinkiller-Ernährung vom Arzt oder in der Apotheke mit einem erneuten Cholesterin-Check überprüfen lassen.

Die 50 besten Cholesterinkiller

Auf den folgenden Seiten erfahren Sie, wie Sie mit einfachen Mitteln und ohne schädliche Nebenwirkungen Ihre Blutfettwerte in den »grünen Bereich« bringen können.

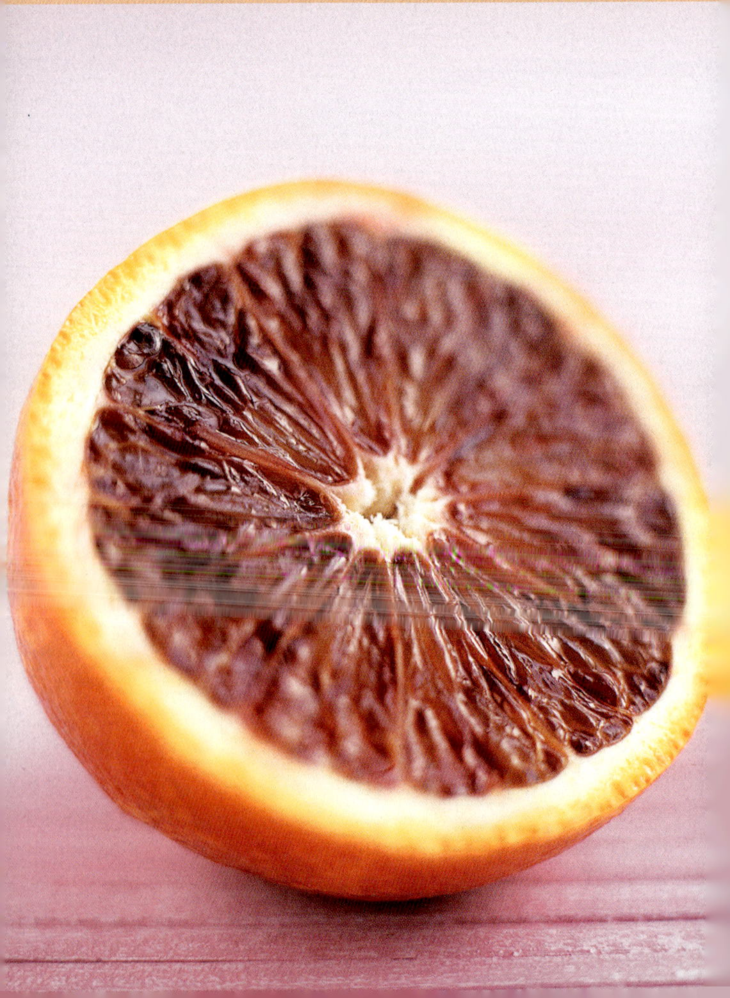

Cholesterinsenker aus dem Supermarkt

Schon beim Einkauf können Sie gezielt die richtigen Entscheidungen für gesunde Blutfettwerte treffen und so die Weichen für einen herzgesunden Cholesterin- und Triglyzeridspiegel stellen.

1 Orangen

Die Orange ist bekannt als gesundes Obst. Die meisten Menschen denken dabei aber vor allem an das antioxidativ wirkende Vitamin C, das uns erkältungsfrei durch den Winter bringen soll. Daneben enthält die Orange aber auch reichlich Pektin, einen wasserlöslichen Ballaststoff.

Pektin bindet das mit der Gallensäure in den Darm abgegebene Cholesterin, so dass es ausgeschieden werden kann. Dieses Cholesterin kann also nicht mehr aus dem Darm resorbiert werden und steht der Leber damit nicht mehr zur Verfügung. In der Folge muss der Organismus Cholesterin aus dem Blut verwenden, um in der Leber neue Gallensäuren produzieren zu können. Dafür aktiviert er die LDL-Rezeptoren in der Leber. Daher senkt Pektin insbesondere das gefäßschädliche LDL und nicht das HDL.

Auch alle anderen Zitrusfrüchte enthalten ansehnliche Mengen Pektin. Daher sollten Zitrusfrüchte regelmäßig zur Ernährung gehören. Leider gilt dieser Vorteil nicht für die beliebten Orangen- oder Grapefruitsäfte, da die ballaststoffreichen Pressrückstände meist nicht oder nur in kleinen Mengen in den Saft gelangen. Für eine Senkung des LDL-Spiegels ist eine tägliche Menge von zwei Orangen oder eine entsprechende Menge anderer Zitrusfrüchte, z. B. Clementinen oder Grapefruits, notwendig. Inzwischen gibt es aber auch cholesterinspiegelsenkende Nahrungsergänzungsmittel auf Pektinbasis.

2 Brombeeren

Schon zu Zeiten des antiken Arztes Hippokrates wurden Blätter und Früchte der Brombeere, die an dornigen Ranken wächst und zur Familie der Rosengewächse gehört, in der Medizin verwendet. Der hohe ernährungsphysiologische Wert von Brombeeren zeichnet sich dadurch aus, dass sie im Vergleich zu anderen Beerenfrüchten besonders viel Provitamin A und Vitamin E enthalten. Als Lieferant von Mineralstoffen sind sie besonders im Magnesium-, Calcium- und Eisengehalt anderen Obstarten überlegen.

Brombeeren sind zudem reich an Kalium, Vitamin C, Kupfer und Mangan. Auch der Ballaststoffgehalt der saftigen Früchtchen ist ansehnlich. Als Cholesterinkiller zeichnen sich Brombeeren durch ihren hohen Gehalt an antioxidativ wirksamen [illegible] Anthocyane, Pflanzenfarbstoffe, die für die kräftig blauviolette Färbung der Brombeere sorgen, wirken immunstimulierend und krebshemmend, durchblutungsfördernd, gefäßschützend und blutdrucksenkend.

Eine weitere Untergruppe der Flavonoide – die Polyphenole Ellagsäure und Phenolsäuren – erweitert diese gesundheitsförderlichen Effekte noch. Ihre antioxidative Wirkung ist sogar etwa 40 Prozent größer als die vergleichbarer Vitamin-E-Konzentrationen. Die Fließeigenschaften des Blutes werden verbessert, das LDL-Cholesterin wird gesenkt und der HDL-Wert erhöht. Zusatznutzen: Flavonoide wirken entzündungshemmend und vorbeugend gegen Tumorerkrankungen, Venenleiden und Hämorrhoiden.

Sekundäre Pflanzenstoffe

Flavonoide gehören zur Gruppe der sekundären Pflanzenstoffe, zu der Tausende Substanzen gerechnet werden, die in Obst, Gemüse, Hülsenfrüchten und Getreide enthalten sind. Ihnen wird eine Vielzahl gesundheitsfördernder Wirkungen zugeschrieben. Blutzucker-, cholesterin- und blutdruckregulierende Wirkungen sind nur einige davon.

3 Apfel

Äpfel sind rund ums Jahr in guter Qualität nahezu überall erhältlich und wirken in kompakter, knackiger Form als Lipidsenker ohne Nebenwirkungen. Hauptsächlich ist diese Wirkung auf den hohen Pektingehalt der Äpfel zurückzuführen (siehe Seite 17, Orangen). Um Cholesterinkiller-Effekte zu erzielen, müssten Sie pro Tag etwa drei ungeschälte Äpfel genießen. Da es sich um einen leckeren, kalorienarmen und saftigen Snack handelt, gibt es viele Menschen, die das schon seit Jahren praktizieren. Wenn Ihnen die Menge zu viel erscheint und Sie dennoch auf den cholesterinsenkenden Effekt der Äpfel nicht verzichten wollen, wählen Sie Apfeltrester oder

Pektinkonzentrate, die in Naturkost- oder Reformhäusern erhältlich sind. Noch einfacher ist es, Einmachpektin zu verwenden. Achten Sie auf den Pektingehalt des Präparats. Eine Gabe von 3 bis 4 g Pektin pro Tag kann nach einer dreimonatigen Kur zu einem Absenken des Cholesteringehaltes um zehn bis 15 Prozent führen. Dabei kommt es vor allem zum Absinken des gefäßschädigenden LDL-Cholesterins, der HDL-Spiegel bleibt in der Regel konstant. Den höchsten Pektingehalt von allen Lebensmitteln haben übrigens Quitten. Sie eignen sich jedoch nicht zum Rohverzehr.

4 Artischocke

Traditionell werden Artischocken als Vorspeise zu üppigen Mahlzeiten gereicht, da sie die Fettverdauung verbessern. Inzwischen sind die positiven Eigenschaften der Artischocke gut erforscht. Sie enthält einen ganzen Cocktail von Wirkstoffen, mit denen Gallenblase und Leber angeregt werden.

Den Cholesterinspiegel beeinflussen die Inhaltsstoffe der Artischocke gleich zweifach: Zum einen hemmt der Wirkstoff Cynarosid ein Enzym, das die Leber zur Herstellung des Cholesterins benötigt, so dass der Körper nur geringere Mengen davon produzieren kann. Zum anderen wirkt Artischockenextrakt stark anregend auf Leber und Gallenblase, so dass mehr Gallenflüssigkeit in den Darm gelangt und dort für die Fettverdauung zur Verfügung steht. Ein weiteres Plus für Ihre Gesundheit: Artischockenextrakt wirkt stark antioxidativ, so dass die Umwandlung des LDL-Cholesterins in die oxidierte Form (oLDL) vermindert wird. Diese Form des Cholesterins scheint nach neuesten Untersuchungen der Hauptfaktor für die Entstehung von Arteriosklerose zu sein. Artischockenextrakt kann das Gesamt- und das LDL-Cholesterin um etwa 20 Prozent senken, und zu einem Cholesterinspiegel im Normbereich beitragen.

Hochdosierte Artischocken

Für eine Cholesterinkiller-Wirkung sollten Sie Artischockenextrakt aus der Apotheke und dem Reformhaus bevorzugen. Die notwendigen Mengen für einen cholesterinsenkenden Effekt sind mit dem Verzehr frischer Artischocken nicht zu erreichen.

5 Soja

Sojabohnen sind wie alle pflanzlichen Lebensmittel frei von Cholesterin. Von vielen Menschen wird die in Asien häufig verzehrte Hülsenfrucht inzwischen schon als echte Wunderbohne angesehen. Besonders Vegetarier schätzen Sojabohnen als gute Proteinquelle. Sojalecithin hemmt die Cholesterinaufnahme, regt die Gallebildung und den HDL-Transport an. Zudem ist Soja ballaststoffreich, und auch das hat eine positive Wirkung auf den Cholesterinspiegel. Normalerweise haben Eiweiße keinen direkten Einfluss auf den Cholesterin- und Triglyzeridspiegel. Wird jedoch pflanzliches Eiweiß an Stelle von tierischem Eiweiß verzehrt, kommt es gleichzeitig zu einer Verringerung des Verzehrs von tierischen Fetten und den darin häufig enthaltenen gesättigten Fettsäuren.

Proteingehalt von Sojaprodukten

Sojaflocken, -kost	50 g/100 g
Sojamehl, fettarm	50 g/100 g
Tofunudeln	45 g/100 g
Tofu	16 g/100 g
Tofuburger, -wurst	14–16 g/100 g
Sojamilch (-drink)	3–4 g/100 g

Bei erhöhtem Cholesterinspiegel führen der Ersatz von tierischem Eiweiß durch Sojabohneneiweiß und die zusätzliche Gabe von Sojaeiweiß zu einer deutlichen Verringerung des LDL-Cholesterins. In einer Studie lag die Reduktion der Werte sogar bei erstaunlichen 25 Prozent. Um von der Cholesterinkiller-Wirkung der Sojabohne zu profitieren, sollten Sie täglich etwa 25 g Sojaprotein verzehren. Dies gelingt, wenn Sie jeden Tag Sojamilch trinken, Joghurt durch Sojaprodukte ersetzen und mehrmals pro Woche Tofu und »Soja-Fleisch« in Ihren Speiseplan einbauen.

6 Roter Reis

Bisher war Reis nicht als Cholesterinkiller, sondern vielmehr als gesundes Nahrungsmittel bekannt und gehört im asiatischen Raum zur täglichen Ernährung. Rotfermentierter Reis, auch Angkak oder Red Yeast Rice genannt, ist in China ein weitverbreitetes Lebensmittel. Um die Fermentationsvorgänge einzuleiten, wird Reis mit einem Schimmelpilz (Monascus purpureus) versetzt, der den Reis intensiv rot färbt.

Aktuelle Studien aus den USA zeigen, dass roter Reis eine enorme Herzschutzwirkung aufweist. Im roten Reis konnten Wissenschaftler Substanzen identifizieren, die eine ähnliche Wirkung wie klassische Lipidsenker aufweisen. Nachdem einer Testgruppe über acht Wochen gemahlener und in Kapseln eingeschlossener roter Reis verabreicht worden war, sanken die Cholesterinwerte der Testpersonen erheblich. Der Gesamtcholesterinwert sank durchschnittlich um 17 Prozent, der des LDL sogar um 22 Prozent. Der HDL-Wert im Blut blieb konstant und die Triglyzeride konnten um elf Prozent gesenkt werden. Roter Reis ist in Asialäden erhältlich.

7 Shiitake-Pilze

Pilze bestehen zu 90 Prozent aus Wasser, sind kalorienarm und für die schlanke Linie daher ein ideales Lebensmittel. Der ursprünglich aus Ostasien stammende Shiitake-Pilz kann jedoch bei regelmäßigem Genuss auch Herz-Kreislauf-Erkrankungen vorbeugen. Der herzgesunde Baumpilz enthält z. B. ungesättigte Fettsäuren sowie Cholin, das den Cholesterinspiegel effektiv senken kann.

Vielseitiger Pilz

In der Traditionellen Chinesischen Medizin (TCM) wird Shiitake als Nahrungsmittel und Heilpilz verwendet. Er wird zur Stärkung des Immunsystems sowie zur Vorbeugung und Behandlung von Darmerkrankungen und Infektionen eingesetzt.

Frische und getrocknete Pilze gibt es im Asialaden und in gut sortierten Supermärkten. Getrocknete Exemplare müssen vor der weiteren Verarbeitung mehrere Stunden eingeweicht werden. Gekocht und gebraten sind sie eine aromatische Bereicherung Ihres Speiseplans. Damit Shiitake-Pilze als Cholesterinkiller wirken können, sollten Sie täglich eine Portion davon verzehren. Einfacher ist es, auf entsprechende Nahrungsergänzungsmittel zurückzugreifen.

8 Knoblauch

Die Substanzen, die Knoblauch zu einer Wohltat für Blutgefäße und Stoffwechsel machen, sind diverse Schwefelverbindungen, die zur Gruppe der sekundären Pflanzenstoffe gezählt werden. Knoblauch ist in der Lage, das Gesamtcholesterin und die Serumtriglyzeride zu senken, er wirkt gefäßerweiternd und blutdrucknormalisierend.

Der perfekte Cholesterinkiller-Eintopf

Ein bunter Gemüseeintopf mit Knoblauch und Tofu, in wenig Sonnenblumenöl angebraten, liefert mit Vitamin E, Schwefelverbindungen und Lecithin eine vollwertige Kombination dieser wichtigen Cholesterinkiller.

Knoblauch kann den HDL-Wert erhöhen, den des LDL verringern und die Oxidation von Cholesterin hemmen. Bei längerer Anwendung sorgt Knoblauch sogar für einen leichten Rückgang der bereits vorhandenen Ablagerungen (Plaque) in den Arterieninnenwänden. Ein

Cholesterinkiller erster Güte! Voraussetzung ist allerdings, dass Sie 4 bis 5 g Knoblauch in den täglichen Speiseplan einbauen. Das ist in der kalten und warmen Küche ohne weiteres machbar, schon zwei Zehen decken Ihren täglichen Bedarf. Daher ist es nicht notwendig, Knoblauch als Präparat einzunehmen.
Studien weisen nach, dass eine Kombination aus Knoblauch, Vitamin E und Lecithin den LDL-Spiegel besonders deutlich senken kann. Diese drei Cholesterinkiller ergänzen sich synergistisch, das heißt, sie unterstützen sich gegenseitig in ihrer Wirkung, so dass die Gesamtsumme der Wirksamkeit mehr ist als die Summe jeder einzelnen Wirkung.

9 Macadamianüsse

Die Königin der Nüsse ist ein besonders leckerer Cholesterinkiller, was nicht zuletzt daran liegt, dass sie mit über 70 Prozent Fettgehalt die fetthaltigste Nuss von allen ist. Allerdings liegt der Anteil der einfach ungesättigten Fettsäuren bei etwa 80 Prozent, und die besonders ungünstigen gesättigten Fettsäuren sind nur zu einem Anteil von 15 Prozent enthalten.

Harte Schale, weicher Kern

Die feinen und wohlschmeckenden Macadamianüsse gibt es nur ganz selten frisch in der Schale zu kaufen. Das liegt daran, dass sich die Nusskerne in einer besonders festen Schale befinden, die sich mit einem herkömmlichen Nussknacker kaum öffnen lässt.

Durch diese günstige Fettzusammensetzung ist der positive Einfluss von Macadamianüssen auf den Gesamtcholesterinspiegel, den Anteil des LDL-Cholesterins und auf koronare Herzkrankheiten zu erklären. Zahlreiche Studien, in denen Nüsse etwa 20 Prozent der Energie lieferten, untermauern diese Cholesterinkiller-Effekte.

10 Walnüsse

Der Walnussbaum trägt die Weisheit der Götter, und seine Nüsse geben diese an die Menschen weiter. Das zumindest glaubten die alten Griechen. Erst vor wenigen Jahren wurden die »welschen Nüsse« botanisch als Nussfrucht eingeordnet, davor galten sie als Steinfrüchte. Walnüsse zeichnen sich durch einen hohen Gehalt an mehrfach ungesättigten Fettsäuren aus, zu denen unter anderem auch die Alpha-Linolensäure gehört. Diese wird den besonders wertvollen essenziellen Omega-3-Fettsäuren zugerechnet. Der hohe Gehalt an Omega-3-Fettsäuren sorgt für die herzgesunde Wirkung von Walnüssen. Bei den bislang durchgeführten Studien zeigte sich, dass ein regelmäßiger Verzehr von Walnüssen zu einer Senkung des Cholesterinspiegels führt und sich die Elastizität der Arterien deutlich verbessert.

Knackige Abwechslung in der Küche

Walnüsse bereichern das Morgenmüsli, ergänzen Rohkost und Salat zu einer knackigen Mahlzeit und machen aus Obstsalaten, Joghurt- und Quarkspeisen Cholesterinkiller-Desserts.

11 Erdnüsse

Nach vorliegenden Studien reduziert der tägliche Konsum von Erdnüssen das Risiko für Herz-Kreislauf-Erkrankungen und senkt sowohl das Gesamtcholesterin als auch den LDL-Anteil des Cholesterins. Noch ist nicht eindeutig geklärt, welcher der vielen Inhaltsstoffe für den Cholesterinkiller-Effekt sorgt. Wissenschaftler gehen aber davon aus, dass die positiven Wirkungen auf die Herz-Gefäß-Gesundheit insbesondere auf den hohen Gehalt an ungesättigten Fettsäuren bei dem gleichzeitig geringen Anteil an gesättigten Fettsäuren zurückzuführen ist. Neben einer deutlichen LDL-Absenkung reduziert der tägliche Genuss von Erdnüssen auch die Triglyzeride. Die meisten Studien weisen bei täglichem Nusskonsum eine Steigerung des HDL aus.

Schlank mit Nüssen?

In einer Studie wurde festgestellt, dass Menschen, die regelmäßig Nüsse und Ölfrüchte verzehren, schlanker sind als diejenigen, die – z. B. wegen des hohen Kaloriengehalts – darauf verzichten.

12 Pistazien

Pistazien sind im botanischen Sinne keine Nüsse, werden aber wegen der Ähnlichkeiten bei Anwendung und Zusammensetzung häufig mit den »echten« Nüssen in einem Atemzug genannt. Pistazien sind reich an ungesättigten Fettsäuren, und es gibt eine Reihe von Studien,

die nachweisen, dass der tägliche Verzehr von Pistazien den Cholesterinspiegel senken kann.
Im Vergleich zu Nüssen und Mandeln enthalten Pistazien einen deutlich höheren Anteil an Antioxidanzien, der Ballaststoffgehalt ist ebenfalls nicht zu vernachlässigen. Pflanzenfasern sind in der Lage, den Cholesterinspiegel, insbesondere das LDL, wirkungsvoll zu senken. Außerdem finden sich in Pistazien ansehnliche Mengen an Phytosterolen. Diese sekundären Pflanzenstoffe senken die Aufnahme von Cholesterin aus der Nahrung deutlich. Schon 30 g Pistazien täglich reichen hierfür aus.

Bitte nicht übertreiben

30 g Pistazien sind nicht viel – etwa eine kleine Handvoll. Anfangs sollten Sie die Menge abwiegen und nicht nach Augenmaß abmessen. Denn bei aller Cholesterinkiller-Qualität: Pistazien sind kleine »Kraftpakete«. 30 g enthalten immerhin etwa 170 kcal und 15 g Fett.

13 Mandeln

In den letzten Jahren konnte durch verschiedene großangelegte Studien deutlich nachgewiesen werden, dass Nüsse, Samen und Mandeln zu Unrecht das Prädikat »Kalorienbombe« tragen. Einige Studien zeigen sogar, dass Mandeln, die im Rahmen einer Reduktionskost verzehrt werden, die Gewichtsreduktion erleichtern. Damit scheint die Gesetzmäßigkeit »Eine Kalorie ist eine

Kalorie« bei Nüssen und Mandeln nicht zuzutreffen. Mandeln enthalten wenige gesättigte Fettsäuren und sind reich an ein- und mehrfach ungesättigten Fettsäuren, Ballaststoffen, Vitamin E und sekundären Pflanzenstoffen. Insgesamt enthalten Mandeln einen echten Cholesterinkiller-Cocktail.

Sie zeichnen sich durch eine so hervorragende Zusammensetzung aus, dass sie von Menschen, die unter erhöhtem Cholesterinspiegel oder Herzinfarktrisiko leiden, täglich verzehrt werden sollten. Bisher war es nicht möglich, festzustellen, welcher der Inhaltsstoffe oder welche Kombination daraus für den LDL-senkenden Effekt verantwortlich ist. Weltweit suchen Forscher nach den Substanzen, die Mandeln zu Cholesterinkillern machen. Sicher ist jedoch, dass Mandeln das Risiko für Herz-Kreislauf-Erkrankungen deutlich reduzieren. Dafür ist schon eine tägliche Verzehrsmenge von 30 bis 40 g Mandeln ausreichend. Nüsse und Mandeln sollten am besten frisch oder ohne Öl geröstet und nicht gesalzen sein.

Cholesterinkiller-Cantuccini

Aus 250 g Mehl, 180 g Zucker, 25 g Butter, 2 Eiern, 1–2 TL Zimt, je 1 Prise Salz und Backpulver einen Mürbeteig herstellen, 150 g ganze Mandeln unterkneten und vier bis fünf Rollen formen. Den Teig 1 Stunde kalt stellen und die Rollen im vorgeheizten Ofen bei 200 °C 12 bis 15 Minuten backen. Etwas abkühlen lassen, schräg in Scheiben schneiden und die Plätzchen noch einmal 8 bis 10 Minuten backen.

14 Rapsöl

Rapsöl ist einer der wichtigsten Cholesterinkiller, den Sie in der Küche verwenden können. Es ist reich an ungesättigten Fettsäuren und weist ein optimales Verhältnis aus ein- und mehrfach ungesättigten Fettsäuren auf. Rapsöl enthält von allen Speiseölen mit über 90 Prozent den höchsten Anteil an ungesättigten Fettsäuren. Dabei fällt vor allem der hohe Gehalt an Ölsäure, die zu den einfach ungesättigten Fettsäuren gehört, auf. Ölsäure ist in der Lage, den LDL-Cholesterinspiegel zu senken, ohne dabei das HDL-Cholesterin zu verringern. Die mehrfach ungesättigten Fettsäuren Linolsäure und Alpha-Linolensäure erfüllen im Körper wichtige Funktionen, der Körper kann sie jedoch nicht selbst produzieren. Es handelt sich um sogenannte essenzielle Fettsäuren, das heißt, sie müssen dem Körper mit der Nahrung zugeführt werden.

Rapsöl – der »Alleskönner« in der Küche

Raffiniertes Rapsöl kann bis zu 180 °C erhitzt werden und unterstreicht den Eigengeschmack der Speisen, da es selbst weitgehend geschmacksneutral ist. Kaltgepresstes Rapsöl überzeugt durch seinen feinen, nussigen Geschmack und ist für Salatsaucen, Dips und Dressings besonders geeignet.

Alpha-Linolensäure macht nun schon seit einigen Jahren aufgrund der Tatsache Schlagzeilen, dass sie nicht nur das LDL senkt, sondern außerdem die Triglyzeride reduziert und gleichzeitig das HDL erhöht. Neben dem wertvollen Fettsäuremuster zeichnet sich Rapsöl auch durch bedeutsame Mengen an fettlöslichem Vitamin E und A aus, die mehrfach ungesättigten Fettsäuren vor Oxidation schützen. Nachdem störende Inhaltsstoffe in den 1970er Jahren aus dem Raps herausgezüchtet wurden, steht uns heute ein Öl mit einem idealen Fettsäuremuster zur Verfügung.

15 Distelöl

Distelöl, das auch als Safloröl bezeichnet wird, ist ein pflanzliches Speiseöl, das aus den Samen der Färberdistel gewonnen wird. Es enthält nur wenige gesättigte und einfach ungesättigte Fettsäuren und zeichnet sich durch seinen sehr hohen Gehalt an LDL-senkenden, mehrfach ungesättigten Fettsäuren und den hohen Anteil an Vitamin E aus. Von allen Pflanzenfetten enthält es den höchsten Anteil an Linolsäure, und wird daher auch als Diätspeiseöl angeboten.

Verwenden Sie hochwertiges, kaltgepresstes Distelöl zur Zubereitung köstlicher Cholesterinkiller-Salatsaucen oder Margarine mit einem hohen Anteil dieses wertvollen Öls. Wie alle anderen kaltgepressten Speiseöle ist Distelöl nicht für die Verwendung in der warmen Küche geeignet, da es schon bei vergleichsweise niedrigen Temperaturen zu rauchen beginnt. Für Temperaturen über 150 °C sollten Sie grundsätzlich nur raffinierte Öle verwenden. Der hohe Anteil an mehrfach ungesättigten Fettsäuren macht Distelöl anfällig für Oxidation. Daher sollte es kühl, dunkel und verschlossen nur kurz gelagert werden.

16 Leinöl

Natives – also kaltgepresstes – Leinöl ist ebenfalls ein besonders hochwertiges Öl, da es große Mengen an Linol- und Linolensäure enthält. Mit über 50 Prozent Linolensäure ist es Spitzenreiter unter den pflanzlichen Ölen. Damit ist Leinöl den »klassischen« Lieferanten der herzgesunden Omega-3-Fettsäuren Lachs, Hering und Makrele ebenbürtig. Daneben wirkt Leinöl entzündungshemmend, es beugt Thrombosen vor und beeinflusst den Insulinspiegel positiv. Leider ist Leinöl außerordentlich empfindlich und wird schon nach wenigen Wochen – auch bei sachgemäßer Lagerung – bitter. Kaufen Sie daher nur kleine Mengen ein und lagern Sie das Leinöl kühl und dunkel, am besten in einer dunklen Flasche oder Dose. Zur regelmäßigen Einnahme eignen sich auch Nahrungsergänzungsmittel, die Leinöl enthalten.

Hochgereinigte Öle, die mit einem Spezialverfahren behandelt wurden, schmecken besonders gut. Der arteigene Geschmack, der nicht jedem zusagt, wird dabei etwas abgemildert.

Leinöl – Verwendung in der Küche

Ganz klassisch sind traditionelle Rezepte für Pellkartoffeln mit Quark und Leinöl, aber auch in Salatsaucen für herzhafte Salate ist Leinöl eine Bereicherung für die Cholesterinkiller-Küche. Besonders gut passt das Öl der Leinsamen zu herzhaften Salaten mit Linsen, Roter Bete, Pilzen, grünen Bohnen und kräftigen Blattsalaten wie Rauke, Eichblatt und Löwenzahn.

17 Sonnenblumenöl

Die Sonnenblume gelangte erst im 16. Jahrhundert durch spanische Seefahrer in die »alte Welt«, wo sie zunächst nur als Zierpflanze angebaut wurde. Die Inhaltsstoffe, die Sonnenblumenöl zu einem hochwirksamen Cholesterinkiller machen, sind ansehnliche Mengen an Linolsäure sowie die fettlöslichen Vitamine A und E. Vitamin E (Tocopherol) schützt die empfindlichen Fettsäuren gegen Oxidation und wirkt so als »Schutzschild« für diese wertvollen Inhaltsstoffe.

Braten und Frittieren

Fette und Öle sollten grundsätzlich nicht so hoch erhitzt werden, dass sie zu rauchen beginnen, dabei entstehen gesundheitsschädigende Substanzen. Der Rauchpunkt hängt hauptsächlich vom Anteil der ungesättigten Fettsäuren ab. Kaltgepresste Pflanzenöle sind mit einem Rauchpunkt von etwa 110 bis 170 °C nicht zum Braten und Frittieren geeignet, verwenden Sie dafür raffiniertes Öl mit einem Rauchpunkt über 200 °C.

Sonnenblumenöl enthält eine ausreichende Menge Tocopherol und ist daher bei kühler und dunkler Lagerung bis zu zwölf Monate haltbar. Vitamin E unterstützt im Körper das Immunsystem und verbessert die Reparaturmechanismen der Zellen, die Sauerstoffversorgung des Gewebes und die Fließeigenschaft des Blutes. In Sonnenblumenkernen und in kaltgepresstem Öl finden sich außerdem große Mengen an Phytosterinen.

Margarine – eine kleine Warenkunde

Margarine – Streichfett mit 80 bis 90 Prozent Fett. Auch kleine Mengen tierischer Fette (z. B. Milchfett, Rindertalg) sind zugelassen.

Pflanzenmargarine – muss zu 97 Prozent aus pflanzlichen Fetten bestehen, der Anteil an Linolsäure darf nicht unter 15 Prozent liegen. Margarine aus einer Pflanzenart (z. B. Sonnenblumen) muss zu 97 Prozent aus diesen Ölen bestehen.

Pflanzenmargarine, linolsäurereich – Der Anteil an Linolsäure muss mindestens 30 Prozent betragen, »sehr linolsäurereich« ist eine Margarine mit über 50 Prozent Linolsäureanteil.

Diätmargarine – darf nur aus pflanzlichen Fetten und Ölen bestehen. Der Gehalt an mehrfach ungesättigten Fettsäuren liegt über 40 Prozent. Bei Sorten, die auf eine blutfettsenkende Wirkung hinweisen, müssen mindestens 50 Prozent dieser Fettsäuren enthalten sein.

Halbfettmargarine – enthält nur die halbe Fettmenge der jeweils entsprechenden vollfetten Margarine. Halbfettmargarine eignet sich nicht zum Kochen, Braten und Backen.

18 Olivenöl

Kaltgepresstes Olivenöl von bester Qualität enthält noch mehr Ölsäure als Rapsöl und ist daher ein wirksamer LDL-Cholesterinkiller. Olivenöl aus dem Supermarkt hat jedoch häufig sehr wenig mit dem Öl zu tun, das in den großen Studien verwendet wurde, deren Ergebnisse zum guten Image des grün- oder gelbflüssigen Öls geführt haben. In vielen Fällen ist besonders günstiges Olivenöl eben nicht schonend kaltgepresst, sondern z. B. mit heißem Wasserdampf behandelt, und bei Geschmackstests notierten Prüfer auch schon mal Stichworte wie »ranzig« oder »modrig«. Solches Öl führt in vielen Fällen zu Unrecht das Prädikat »nativ« oder gar »nativ extra«. Der ganz eigene Geschmack von Olivenöl führt zu einer eingeschränkten Verwendungsmöglichkeit von Olivenöl. Im Grunde eignet es sich nur für die mediterrane, kalte Küche. Oftmals wird leider empfohlen (oder die Empfehlung dahingehend missgedeutet), dass für die Senkung des Cholesterinspiegels eine große Menge Olivenöl verwendet werden sollte.

Einer der wichtigsten Punkte bei der Bekämpfung hoher Blutfettwerte ist jedoch die Gewichtsreduktion. Im Rahmen einer fettmodifizierten Ernährungsweise mit dem Ziel der LDL-Senkung sollten täglich zwei bis drei Esslöffel Öl verwendet werden, übergewichtigen Patienten wird der Verzehr von nur einem bis zwei Esslöffeln Öl pro Tag empfohlen.

Am Anfang sind alle Oliven grün

Erst durch die Reifung werden aus den grünen Ölfrüchten violettschwarze Oliven. Mit der Reifung nimmt auch der Fettgehalt der Oliven zu. Grüne Oliven enthalten etwa 14 g Fett und rund 140 kcal, schwarze bringen es auf stattliche 35 g Fett und etwa 350 kcal.

19 Kürbiskernöl

Wohlschmeckend und herzgesund ist Kürbiskernöl. Die Samen der im Herbst typisch gelbgrünen Ölkürbisse sind das Ausgangsprodukt für eine einzigartige und unverkennbare Ölspezialität, die vorwiegend aus Österreich, genauer aus der Steiermark, kommt. Etwa 2,5 bis drei Kilogramm der schalenlosen Kürbiskerne werden für einen Liter Kürbiskernöl benötigt. Die Kürbiskerne werden gemahlen, schonend geröstet und gepresst.

Vielseitige Kerne

Natürlich enthalten Kürbiskerne ebenso alle genannten Cholesterinkiller-Eigenschaften, wie das aus ihnen hergestellte Öl. Ihr Einsatz in der Küche ist vielfältig: Grob gehackt machen Sie Rohkost, Salate und Müsli zu herzgesunden Mahlzeiten. Auch in Süßspeisen, Kuchen und Gebäck sind sie eine knackig-köstliche Alternative zu Nüssen und Mandeln.

Als Cholesterinkiller zeichnet sich das nussig aromatische Kürbiskernöl durch den hohen Anteil an Phytosterolen aus, und die Universität Graz dokumentierte erst vor kurzem das antioxidative Potenzial von steirischem Kürbiskernöl. Auch Kürbiskernöl sollten Sie nur in kleinen Mengen einkaufen, kühl und dunkel lagern und innerhalb eines halben Jahres aufbrauchen.
Kürbiskernöl mit der Bezeichnung g.g.A. (geschützte geographische Angabe) kommt laut Gesetzgeber garantiert aus der Steiermark.

20 Sesamöl

Sesam gehört vermutlich zu den ältesten Ölpflanzen der Welt. Aus den kleinen Samen wird ein helles, geschmacksneutrales Öl gewonnen, aus gerösteten Sesamkernen gewinnt man ein dunkles Öl mit fein-nussigem Geschmack. Sesamöl ist reich an Vitamin E, enthält mehr als 80 Prozent ein- und mehrfach ungesättigte Fettsäuren, von denen fast die Hälfte aus Linolsäure besteht. Weiterhin liefert Sesamöl eine ansehnliche Menge der LDL-cholesterinsenkenden Phytosterole. Wie alle anderen hochwertigen Öle sollte auch Sesamöl kühl und dunkel gelagert werden. Vergessen Sie nicht: Auch in Sesamsamen sind die wertvollen Öle enthalten. Die kleinen, aromatischen Samen sind als leckere Zutat für Gebäck, Brötchen und Müsli eine Bereicherung.

Nutzen Sie den Gesundheitswert von Sesam doppelt: Ein knackiges Wokgericht aus frischen Gemüsestreifen in etwas Sesamöl anbraten und kurz vor dem Servieren mit Sesamkörnern bestreuen.

Ölwechsel in der Küche

Für eine effektive und abwechslungsreiche Cholesterinkiller-Ernährung ist es von Vorteil, kleine Flaschen verschiedener Ölsorten im Vorrat zu haben: kaltgepresstes Lein-, Raps-, Distel-, Sesam-, Kürbiskern- und Olivenöl für schmackhafte Rohkost und Salate sowie raffiniertes Raps- und Sonnenblumenöl für die heiße Küche. Verwenden Sie täglich zwei verschiedene Sorten in kleinen Mengen.

21 Hafer

Hafer nimmt aufgrund seines außergewöhnlichen Nährstoffprofils eine Sonderstellung im Vergleich zu anderen Getreidesorten ein. Leider ist Hafer etwas »aus der Mode gekommen« und wird häufig nur noch als Haferflocken verzehrt. Der Gehalt an Pflanzenfett im Haferkorn übertrifft den aller anderen Getreidearten mit durchschnittlich sieben bis acht Prozent bei weitem. Die Zusammensetzung ist mit etwa 40 Prozent Linolsäure und 35 Prozent Ölsäure für einen erhöhten Cholesterinspiegel besonders vorteilhaft. Beide Fettsäuren weisen vorbeugende Wirkungen gegenüber Erkrankungen des Herz-Kreislauf-Systems auf, indem sie den LDL-Cholesterinspiegel des Blutes und den Blutdruck bei regelmäßigem Verzehr deutlich senken. Mit Hilfe der ungesättigten Fettsäuren des Haferkorns kann ein Großteil des täglichen Bedarfs an Linol- und Ölsäure gedeckt werden.

Der Ballaststoffgehalt des Hafers sorgt nicht nur für ein gutes Sättigungsgefühl, der Cholesteringehalt wird zusätzlich gesenkt, da die Resorption aus dem Darm eingeschränkt wird und die Gallensäurebildung angeregt wird (siehe Betaglucan, Seite [illegible]). Es lohnt sich also, täglich Hafer in all seinen Erscheinungsformen zu genießen, z. B. als Brot, Brötchen und Knäckebrot. Haferkeime und Haferflocken sind herzgesunde Sattmacher, die im Müsli oder über Obstsalate gestreut als Cholesterinkiller wirken.

Auch beim Backen müssen Sie auf Hafer nicht verzichten. Bis zu 25 Prozent der Weizenmehlmenge können Sie durch zarte Haferflocken ersetzen, ohne dass sich Zubereitungsart und Backzeit verändern.

22 Müsli

Müsli ist ein Mix aus vielen verschiedenen Cholesterinkillern und damit ein ideales Frühstück oder eine optimale Zwischenmahlzeit für Menschen, die ihren Cholesterinspiegel senken oder einer Fettstoffwechselstörung vorbeugen wollen. Nicht jedes Müsli weist jedoch Cholesterinkiller-Qualitäten auf. Achten Sie aufs Etikett. Manche Sorten enthalten erhebliche Mengen an Zucker und nur geringe Anteile an Ballaststoffen. Frühstückscerealien, vor allem solche, die als Kinder-Frühstück ausgelobt werden, haben meist wenig mit Müsli zu tun – sie gehören häufig eher in die Kategorie »Süßigkeiten«.

Das ideale Cholesterinkiller-Müsli

Perfekte Zutaten für das Anti-Cholesterin-Müsli sind Haferflocken, Haferkleie, Leinsamen, getrocknete Aprikosen und Cranberries, Walnüsse, Sesamsamen, Sonnenblumenkerne, Mandeln, Pistazien und Zimt.

In manchen Bioläden und Reformhäusern können Sie sich Ihr Müsli frisch mischen lassen. Kaufen Sie jedoch lieber öfter kleinere Mengen ein. Vorratshaltung über mehrere Monate lohnt sich nicht. Gerade fetthaltige Nüsse, Samen und Kerne könnten verderben. Mischen Sie frisches Obst zum Müsli – optimal ist beispielsweise ein pektinreicher Apfel. Wirkungsvoll sind auch ballaststoffreiche Johannisbeeren oder andere Beerenfrüchte, enthalten sie doch zusätzlich noch viele antioxidativ wirksame Mikronährstoffe. Genießen Sie Ihr Müsli mit Sojamilch, fettarmer Milch oder probiotischen Milchprodukten. Bei regelmäßigem Verzehr können Sie durch diese Maßnahme Ihren Cholesterinspiegel um bis zu 15 Prozent senken.

23 Hühnereier

Viele Menschen verweigern sich konsequent ein Frühstücksei in der Annahme, dass Eier den Cholesterinspiegel erhöhen. Völlig umsonst, denn schon vor etlichen Jahren konnten amerikanische Wissenschaftler nachweisen, dass es sich bei der Annahme, dass der Verzehr von Hühnereiern zur Erhöhung des Cholesterinspiegels führen würde, um ein »modernes Ernährungsmärchen« handelt. Sie konnten belegen, dass der Cholesterinspiegel selbst bei Verzehr von mehr als einem Ei pro Tag nicht steigt.

Viele Ernährungsexperten stehen auf dem Standpunkt, dass Eier, Milch und Sojaprodukte zu den vollwertigsten Lebensmitteln gehören, die uns zur Verfügung stehen.

Omega-3-Eier

Seit einiger Zeit gibt es Omega-3-Eier oder DHA-Eier zu kaufen. Die Hühner erhalten eine spezielle, mit Algen angereicherte Nahrung, die dazu führt, dass das Fettsäuremuster des Eigelbs sich zugunsten der herzgesunden Omega-3-Fettsäure verändert. Laut Hersteller ist der Tagesbedarf dieser Fettsäure durch den Verzehr eines dieser Eier zu etwa 40 Prozent gedeckt.

Eier sind, entgegen früherer Annahmen, keine Risikonahrung für Menschen mit hohem Cholesterinspiegel. Im Gegenteil: Hühnereier können als Cholesterinkiller wirken. Ein Eigelb enthält zwar fast die gesamte Tagesration an Cholesterin, dies kann aber nicht vollständig vom Körper aufgenommen werden, da das enthaltende Lecithin die Aufnahme vermindert.

Das Fettsäuremuster des Hühnereis ist dem der Diätmargarine sehr ähnlich. Essen Sie also ruhig jeden Morgen ein Frühstücksei. Zusammen mit einem ballaststoffreichen Vollkornbrot ist es ein Cholesterinkiller-Frühstück, das Sie lange satt hält.

24 Lachs

Der Lachs ist ein typischer Vertreter der fetten Seefische. Im Gegensatz zu fettreichem Fleisch gehört fetter Fisch jedoch zu den besonders gesunden tierischen Lebensmitteln. Lachs ist aufgrund seines extrem hohen Omega-3-Fettsäure-Gehalts ein echter Cholesterinkiller. Er wird in vielen Studien über die vorteilhaften Omega-3-Fettsäuren als wichtigste Quelle für diese Fettsäure genannt.

Durch regelmäßigen Verzehr von Lachs kann die Fließeigenschaft des Blutes verbessert werden, Arterien bleiben elastisch, Triglyzeride und das LDL-Cholesterin werden gesenkt, während der HDL-Wert steigt. Ernährungsexperten fordern daher schon lange, mindestens zweimal pro Woche eine Fischmahlzeit zu verzehren. Ergebnisse einer umfangreichen Herzinfarkt-Präventionsstudie mit mehreren Tausend Teilnehmern weisen darauf hin, dass Personen, die bereits einen Herzinfarkt erlitten haben, mit Hilfe einer fischreichen Ernährung und des Verzehrs von Fischölen ihre Überlebenschancen deutlich verbessern und das Risiko eines zweiten Infarkts mindern können.

Fischbestände sichern

Um die Meere vor Überfischung zu schützen, wurde vor einigen Jahren das blaue MSC-Gütesiegel für nachhaltige Fischerei ins Leben gerufen. Die gekennzeichneten Produkte stammen aus umweltverträglich arbeitenden Betrieben.

25 Makrele

Der 30 bis 50 cm große Schwarmfisch, der vorwiegend in den Küstengewässern Nordamerikas und Europas gefischt wird, ist im Vergleich zu Lachs ein preiswerter Cholesterinkiller, der – genau wie Hering, Sardine und Thunfisch – den Vergleich jedoch nicht scheuen muss. Durch den hohen Gehalt an Omega-3-Fettsäuren in Makrele, Hering und Co. sinken die Triglyzeride, Gesamtcholesterin- und LDL-Werte verringern sich und der HDL-Cholesterinspiegel steigt an. Natürlich darf Fisch gebraten, gedünstet oder überbacken als Hauptmahlzeit auf den Tisch kommen, jedoch schon eine Menge von 50 bis 100 g Fisch pro Tag reicht für den Cholesterinkiller-Effekt aus. Dabei bieten sich geräucherte (Pfeffer-) Makrele, Sardinen, Matjesfilets, Bismarckhering, Rollmops und Hering in Gelee oder in Tomatensauce als herzgesunder Ersatz zu Aufschnitt und Käse für ein deftiges Abendessen an. Mit Streifen von geräuchertem oder gebeiztem »Graved« Lachs oder abgetropftem Thunfisch aus der Dose bereichern Sie beispielsweise Suppen oder machen aus einem bunten Salatteller eine komplette Cholesterinkiller-Mahlzeit.

Omega-3-Fettsäuren im Fisch

Die Menge an Omega-3-Fettsäuren im Fisch ist unter anderem vom Fanggebiet und von der Ernährung bzw. Fütterung der Tiere abhängig, deshalb findet man in Tabellen unterschiedliche Angaben über den Gehalt an dieser Fettsäure. Makrele, Hering, Thunfisch, Sardine und Lachs sind jedoch diejenigen Fischsorten, die alle Tabellen anführen, sie weisen Werte von über 1,5 g Omega-3-Fettsäuren pro 100 g Fisch auf. Magerer Seefisch enthält nur etwa 0,3 g.

26 Brottrunk

In Russland wird seit vielen Hundert Jahren ein Brottrunk (Kwas) mit einem Alkoholgehalt von etwa einem Prozent aus Roggen, Wasser und Malz hergestellt. Moderner Brottrunk ist frei von Alkohol und wird mit Hilfe eines speziellen Vollkornsauerteigbrotes aus frischem Quellwasser hergestellt. Erhältlich ist Brottrunk in Bioläden, Reformhäusern und großen Supermärkten. Als Cholesterinkiller wirkt Brottrunk durch die enthaltenen probiotischen Milchsäurebakterien (Laktobacillus reuteri), die dafür sorgen, dass sich das Darmmilieu dahingehend verändert, dass das in Gallensäu-

ren reichlich enthaltene Cholesterin mit dem Stuhlgang ausgeschieden wird.
In Studien konnte eine Senkung des Gesamtcholesterins um bis zu 15 Prozent nachgewiesen werden. Um diesen Effekt zu erzielen, sollten Sie dreimal täglich ein kleines Glas (150 ml) Brottrunk trinken. Es schmeckt pur oder mit Mineralwasser verdünnt. Vermischt mit etwas Obst- oder Gemüsesaft ist Brottrunk ein gesunder Durstlöscher. Auch, um Dips und Quark cremig zu rühren, oder zum Verdünnen von zu dickflüssig geratenen Cremesuppen ist Brottrunk bestens geeignet.

Cholesterinkiller-Cocktail

Je 1/8 l Brottrunk und Tomatensaft in ein hohes Becherglas füllen. 1 TL Haferkleie unterrühren und mit 1/2 TL fein gehackten Kürbiskernen bestreuen. Zum Garnieren einen Stengel Petersilie in das Glas stellen oder zwei bis drei Cocktailtomaten auf einen Holzspieß stecken und auf den Glasrand legen.

27 Kefir

Kefir stammt ursprünglich aus dem Kaukasus. Es ist als Getränk für Menschen bekannt, die uralt werden und dabei gesund bleiben möchten. Industriell hergestellter Kefir wird im Kühlregal des Supermarkts als »Kefir, mild« angeboten. Damit das entstehende Getränk immer den gleichen Geschmack aufweist, wird die Milch mit einer immer gleich bleibenden Mischung verschiedener Bakterien und Hefen versetzt. Die vielschichtige Wirkung des natürlichen Kefir-Pilzes kann dabei nicht vollständig nachgeahmt werden. Kefir ist außerordentlich gesund und kann den Cholesterinspiegel senken, da er reichlich probiotisch wirksame Milchsäurebakterien und Hefen enthält. Für einen cholesterinsenkenden Effekt sollten Sie täglich einen viertel bis einen halben Liter Kefir trinken. Zusätzlich wirkt Kefir stärkend auf das Immunsystem und schützt Ihren Körper vor Allergien und Unverträglichkeiten.

Kefir selbst gemacht

Wenn Sie täglich Kefir trinken möchten, kann sich die Anschaffung eines eigenen Kefir-Pilzes lohnen. Nicht nur, dass Sie Unmengen von Verpackungsmaterial einsparen, selbstgemachter Kefir ist ein besonders aromatischer Durstlöscher und ein wirksamer Cholesterinkiller, der den industriell angebotenen Produkten in seiner Wirkung überlegen ist. Im Internet sind Kefir-Pilze zusammen mit einer Anleitung zur Herstellung bei vielen Anbietern erhältlich.

Kefir wird in den Kühlregalen der Supermärkte in verschiedenen Fettgehaltsstufen angeboten. Bevorzugen Sie fettarme Sorten, damit Sie Ihren Körper nicht mit zusätzlichen Kalorien belasten. Um einen Cholesterinkiller-Effekt zu erreichen, sollten Sie täglich ein bis zwei Gläser Kefir trinken. Verwenden Sie Kefir möglichst frisch und lagern Sie ihn nur kurze Zeit im Kühlschrank. So nutzen Sie die ganze Effektivität dieses erfrischenden Cholesterinkillers.

Nahrungsergänzungsmittel – das gesunde »Plus«

Um wirksame Mengen der cholesterinsenkenden Inhaltsstoffe von Lebensmitteln zu verzehren, sind oft größere Mengen notwendig. Einfacher ist es häufig, diese Inhaltsstoffe als Nahrungsergänzungsmittel einzunehmen.

28 Ballaststoffe

Jahrhundertelang wurde die Ernährung in weiten Teilen der Bevölkerung durch Obst, Gemüse, Getreide und Hülsenfrüchte definiert, Fleisch und Wurstwaren wurden nur ab und zu verzehrt. Nicht selten wurde dadurch eine Aufnahme von bis zu 100 g Ballaststoffen pro Tag erreicht, ohne dass sich jemand Gedanken über deren positive Wirkungen gemacht hätte.
Heute fordern Ernährungsexperten einen Ballaststoffanteil von mindestens 30 g pro Tag, jedoch wird selbst dieser Wert von vielen Menschen bei weitem nicht erreicht. Unter dem Sammelbegriff Ballaststoffe werden Bestandteile pflanzlicher Nahrungsmittel zusammengefasst, die vom Verdauungssystem nicht verwertbar sind und den Körper daher unverdaut wieder verlassen. Man unterscheidet wasserunlösliche und wasserlösliche Ballaststoffe. Unlösliche Ballaststoffe (auch: Füllstoffe) binden Flüssigkeit und vergrößern dadurch das Volumen des Darminhalts. Die natürliche Darmbewegung wird beschleunigt und die Verweildauer des Speisebreis im Darm verringert. Wasserlösliche Ballaststoffe (auch: Quellstoffe) binden Gallensäuren, die zum größten Teil

aus Cholesterin bestehen, sowie andere Stoffwechselprodukte, und sorgen für deren Ausscheidung. Eine besondere Stellung kommt dabei dem Ballaststoff Pektin zu. Um neue Gallensäure zu produzieren, benötigt der Körper Cholesterin, das sich im Blut befindet. Wird dieses Cholesterin dem Blut entzogen, sinken der Serumcholesterin- und der LDL-Spiegel. Wasserlösliche Ballaststoffe können den Gesamtcholesterinspiegel und den LDL-Wert um zehn bis 15 Prozent senken, der HDL-Anteil wird erhöht. Zahlreiche, unabhängig voneinander durchgeführte Studien belegen die Cholesterinkiller-Wirkung von Ballaststoffen.

Pektin – ein ganz besonderer Ballaststoff

Pektin ist ein natürlicher Bestandteil der Zellwände und wird in der Küche vor allem als Geliermittel bei der Konfitürenherstellung verwendet. Die Industrie verwendet Pektin unter anderem auch als Bindemittel in Gelierzucker, Feinkostsaucen, Mayonnaise, Desserts, Eiscreme, Fruchtzubereitungen und in Süßigkeiten wie z. B. Geleefrüchten. Pektin wird vorwiegend aus Apfel- oder Orangenschalen oder Zuckerrübenschnitzeln isoliert und ist als Zusatzstoff unter der Bezeichnung E 440 ohne Höchstmengenbeschränkung zugelassen.

Natürlicherweise weisen Quitten, Zitrusfrüchte, Äpfel, Beerenfrüchte und Möhren einen hohen Pektingehalt auf. Schon mit einem täglichen Verzehr von 6 bis 10 g Pektin kann der Cholesterinspiegel wirkungsvoll gesenkt werden.

29 Flohsamen

Plantago ovata ist eine Spitzwegerichart, die in Indien und Pakistan beheimatet ist. Ihre Samen werden auch als Flohsamen oder Psyllium bezeichnet. Flohsamen enthalten über 70 Prozent wasserlösliche Ballaststoffe, damit ist Psyllium die reichhaltigste natürliche Quelle für diesen »Wirkstoff«, der den Cholesterinspiegel ohne schädliche Nebenwirkungen um zehn bis 15 Prozent senken kann. Für einen cholesterinsenkenden Effekt sollten Sie zwei- bis dreimal täglich ein Glas Wasser oder Saft mit ein bis zwei Teelöffeln eingerührtem Flohsamen kurz vor oder während des Essens trinken. Sie können die Flohsamen auch wie Leinsamen über Müsli und Joghurt streuen. Vergessen Sie jedoch nicht, dass Quellstoffe wie Flohsamen reichlich Flüssigkeit benötigen, um ihre Wirksamkeit entfalten zu können. Zwei bis drei Liter sollten es schon täglich sein.

30 Guar

Guarkernmehl wird aus der indischen Büschelbohne gewonnen. Diese Hülsenfrucht hat seit Jahrzehnten einen festen Platz in der traditionellen Medizin. Die gemahlene Bohne wird beispielsweise bei der Behandlung von Diabetikern verwendet, und auch Übergewichtige wissen den Effekt von Guar zu schätzen. Hauptbestandteil der Guarkerne sind wasserlösliche Ballaststoffe, die durch die Unterbrechung des enterohepatischen Kreislaufs der Gallensäuren den Cholesterinspiegel wirksam senken können. Guarkernmehl kann als Nahrungsergänzungsmittel (aus der Apotheke) eingenommen werden, es gibt Guarkernmehl inzwischen auch in vielen Bioläden und Reformhäusern. Eine Guar-Therapie sollte mit einer geringen Dosis begonnen werden, die im Laufe der Zeit gesteigert wird. Dadurch wird der Darm besser mit dieser ungewöhnlichen »Belastung« fertig. Guar benötigt größere Mengen Wasser zum Quellen, nehmen Sie es daher mit reichlich Flüssigkeit ein.

Natürliches Verdickungsmittel

Sogar für Biolebensmittel ist Guarkernmehl als Verdickungs- und Geliermittel unter anderem für Desserts, Speiseeis, Konfitüren, Suppen und Saucen unter der Bezeichnung F 412 zugelassen.

31 Lecithin

Der Name Lecithin leitet sich vom altgriechischen Wort für Eidotter ab. Lecithin (Phospholipide, Lipamin) ist Bestandteil der Zellmembranen tierischer und pflanzlicher Zellwände. Die lebenswichtigen Lipamine stellt der Körper selbst her oder gewinnt sie über einen internen Syntheseprozess aus der Nahrung. Lecithin wirkt im Körper als Lösungsvermittler von Nahrungsfetten und Cholesterin und sorgt für einen Abtransport des überschüssigen LDL-Cholesterins aus dem Blutkreislauf. Damit beugt Lecithin der Arteriosklerose – dem wichtigsten Risikofaktor des Herzinfarkts – vor. Die Wirkung des Lecithins ist der vieler Lipidsenker aus den Labors der Pharma-Industrie ebenbürtig. Diese Tatsache hören die Lobbyisten der Chemie- und Pharmakonzerne natürlich nicht gerne, die Wirkung von Lecithin ist jedoch in unzähligen wissenschaftlichen Studien belegt. Diese Studien weisen nach, dass Lecithin insbesondere das gefäßschädigende LDL um bis zu 30 Prozent senken kann, ohne dass es dabei zum Abfall des HDL-Werts kommt.

Eier – kaloriensparende Zubereitung

Für Rühr- und Spiegeleier sollten Sie eine beschichtete Pfanne mit wenig Öl auspinseln, um eine zusätzliche Kalorienbelastung durch Zubereitungsfette weitgehend zu vermeiden. Gekochte und pochierte (verlorene) Eier kommen ganz ohne zusätzliche Kalorien auf den Tisch.

Um ausreichend Lecithin aufzunehmen, muss man aber nicht auf entsprechende lecithinreiche Produkte aus Apotheke und Reformhaus zurückgreifen. Schon der tägliche Konsum eines Frühstückseis ist effektiv für die Cholesterinspiegelsenkung, obwohl in einem Eidotter, je nach Größe, bis zu 300 mg Cholesterin enthalten sind. Zusätzlich sollten Sie mehrmals wöchentlich lecithinhaltige Soja- oder Lupinenprodukte in Ihren Speiseplan aufnehmen. Positive Zusatzeffekte von Lipamin: Es schützt die Leberzellen, unterstützt das Immunsystem und bietet Schutz für eine optimale Funktion des menschlichen Gehirns. Es hilft gegen Konzentrationsstörungen, und in einigen Studien zeigen Lipamine sogar Effekte gegen Demenz und Morbus Alzheimer. Lecithin ist als Zusatzstoff unter der Nummer E 322 sogar für Babynahrung und Biolebensmittel zugelassen.

32 Einfach ungesättigte Fettsäuren

Praktisch alle Fette gehören zu den Triglyzeriden. Es handelt sich um Verbindungen von drei Fettsäuren mit Glyzerin. Fett ist zwar grundsätzlich kalorienreich, aber nicht alle Fette wirken auf die gleiche Weise. Einige Fettsäuren wirken als Cholesterinkiller, andere erhöhen den Cholesterinspiegel. Einfach ungesättigte Fettsäuren (EUFS) gehören zur Gruppe der Cholesterinkiller, daher sollten Sie nicht nur auf die verwendete Fettmenge achten, sondern vor allem auf die Qualität der Speisefette. Ideal für eine Cholesterinkiller-Wirkung sind Lebensmittel, die kaum gesättigte, dafür aber viele ein- und mehrfach ungesättigte Fettsäuren enthalten. Ölsäure zählt zu den einfach ungesättigten Fettsäuren und ist vorwiegend in Oliven-, Raps-, Sonnenblumen-, Haselnuss- und Sesamöl enthalten.

Mittelmeerküche

Der positive Effekt der mediterranen Küche, die in verschiedenen Studien beschrieben wird, liegt unter anderem an der Verwendung günstiger Öle und Meeresfische. Lebensmittel mit ungünstigen Fettprofilen wie z. B. (fettes) Fleisch werden in der traditionellen südländischen Küche seltener als hierzulande verwendet.

Eine Ernährung, in der gesättigte Fettsäuren weitgehend durch einfach ungesättigte ausgetauscht werden, kann dazu beitragen, dass die Cholesterinwerte bis zu

15 Prozent absinken. Einfach ungesättigte Fettsäuren sind weniger oxidationsempfindlich als mehrfach ungesättigte Fettsäuren, die zum Schutz vor Oxidation reichlich herzgesundes Vitamin E benötigen.

33 Mehrfach ungesättigte Fettsäuren

Mehrfach ungesättigte Fettsäuren (MUFS) sind für den menschlichen Organismus lebenswichtig, da er einige dieser Fettsäuren nicht selbst herstellen kann, sondern auf eine tägliche Zufuhr angewiesen ist. Wichtige Vertreter dieser Fettsäuren sind Linol- und Linolensäure. Die Doppelbindungen der mehrfach ungesättigten Fettsäuren sind sehr empfindlich gegen chemische Reaktionen mit Sauerstoff (Oxidation).

Fette austauschen

Als Cholesterinkiller ungeeignet	Bessere Wahl
Salatöl:	
Palmöl	Leinöl, Nussöl, Distelöl, Rapsöl, Sonnenblumenöl, Keimöl, Olivenöl (alle kaltgepresst)
Zum Braten:	
Kokosfett, Butterschmalz, Schweineschmalz	Rapsöl (raffiniertes)
Als Brotaufstrich:	
Butter	Diätmargarine, Reformmargarine

Erfreulicherweise enthalten herzgesunde Samen und Nüsse sowie deren Öle reichlich Vitamin E, das vor Oxidation schützt. Fette mit einem hohen Anteil mehrfach ungesättigter Fettsäuren sind hitzeempfindlich und daher nicht zum Braten und Frittieren geeignet.

34 Omega-3-Fettsäuren

Schon Mitte des vorigen Jahrhunderts stellten Wissenschaftler fest, dass Eskimos sehr selten unter Herz-Kreislauf-Erkrankungen leiden. Schon damals wurde vermutet, dass der Grund in der fischreichen Nahrung dieser Bevölkerungsgruppe zu suchen sei. Heute ist bekannt, dass Fischfett einen großen Anteil der Omega-3-Fettsäuren aufweist, die zur Gruppe der mehrfach ungesättigten Fettsäuren gehört. Diese Fettsäuren sind essenziell und müssen daher mit der Nahrung aufgenommen werden. In Fischfett vorkommende Eicosapentaensäure (EPA) und Docosahexaensäure (DHA) sowie Linolensäure aus Pflanzenölen gehören zu diesen Cholesterinkiller-Fettsäuren.

Alpha-Linolensäure

An Fisch und Meeresfrüchte denken heute viele Menschen, wenn es um Omega-3-Fettsäuren geht. Alpha-Linolensäure aus pflanzlichen Quellen gehört jedoch ebenfalls in die Gruppe der Omega-3-Fettsäuren. Leinöl enthält mit etwa 50 Prozent den höchsten Anteil, aber auch Walnuss-, Raps- und Sojaöl sind gute Quellen für diese wertvolle Fettsäure.

Durchschnittlich kann durch die Einnahme von Fischölen eine Absenkung der Triglyzeridwerte um 20 bis 25 Prozent erreicht werden, das Gesamtcholesterin wird um etwa zehn Prozent gesenkt. Zur Beeinflussung des Triglyzeridspiegels stehen bisher nur wenige Medikamente zur Verfügung. Umso wichtiger ist es, dieses Risiko auf natürlichem Weg zu senken.

35 L-Carnitin

Die Substanz L-Carnitin wird einerseits vom menschlichen Körper selbst produziert, andererseits wird der Bedarf durch den Verzehr von Fleisch und Fleischprodukten gedeckt. Besonders viel Carnitin ist in Lammfleisch enthalten. L-Carnitin sorgt dafür, dass Fettsäuren zur Verbrennung in die Zellkraftwerke (Mitochondrien) gelangen. Der L-Carnitin-Bedarf eines Erwachsenen liegt bei etwa 15 bis 20 mg täglich. Wird L-Carnitin jedoch zu Therapiezwecken eingesetzt, werden Dosierungen im Grammbereich verwendet. Bei vegetarischer Ernährung oder im Rahmen einer Reduktionsdiät, bei der vermindert Fleisch und Fleischprodukte aufgenommen werden, kann es ebenfalls nötig sein, L-Carnitin als Nahrungsergänzungsmittel einzunehmen. L-Carnitin senkt den Gesamtcholesterin- und den LDL-Spiegel bei gleichzeitigem Anstieg des HDL-Werts. Herzerkrankungen wie Herzrhythmusstörungen und allgemeine Herzschwäche werden durch L-Carnitin positiv beeinflusst und die Herzmuskelzellen energetisch optimal versorgt. In einigen Ländern wird L-Carnitin bereits unterstützend in der Herztherapie eingesetzt.

36 Phytosterine

Phytosterine kommen nur in pflanzlichen Lebensmitteln vor und ähneln in Struktur und Funktion dem Cholesterin aus tierischen Nahrungsmitteln. Die strukturelle Ähnlichkeit von Phytosterin und Cholesterin ermöglicht eine vorrangige Absorption der pflanzlichen Stoffe. Daraus folgt, dass Cholesterin ausgeschieden wird, der enterohepatische Kreislauf des Cholesterins ist unterbrochen, der Gesamtcholesterinwert kann um zehn bis 15 Prozent, der LDL-Wert um etwa fünf Prozent gesenkt werden. Um diesen Effekt zu erzielen, müssen täglich etwa 1,5 bis 3 g Phytosterine aufgenommen werden. Dosierungen unter 1 g gelten als unwirksam, bei Mengen über 3 g ist kein weiterer cholesterinsenkender Effekt zu verzeichnen, Überdosierungen führen jedoch zu keiner gesundheitsschädigenden Wirkung. In der Realität liegt hingegen die tägliche Aufnahme bei durchschnittlichen Ernährungsgewohnheiten bei nur etwa 0,2 bis 0,4 g Pflanzensterinen – zu wenig, um den Cholesterinspiegel wirksam zu beeinflussen.

Phytosteringehalt in Lebensmitteln

Mit dem Verzehr von Lebensmitteln ist es kaum möglich, Phytosterinmengen aufzunehmen, die den Cholesterinspiegel beeinflussen können.

Saaten und Nüsse	22–714 mg/100 g
Getreide	1–200 mg/100 g
Gemüse	1–100 mg/100 g
Obst	2–30 mg/100 g

Abhilfe schaffen Nahrungsergänzungsmittel oder der Verzehr von Lebensmitteln, die mit Phytosterinen angereichert wurden. Es gibt mittlerweile Margarine, Milch und Joghurtprodukte mit therapeutisch wirksamen Mengen an Pflanzensterinen. Achten Sie – vor allem, wenn Sie mehrere Produkte verwenden – auf die Packungsangaben. Häufig erreichen Sie schon mit einem Joghurtdrink die täglich notwendige Menge an Phytosterinen. Erkennbar sind diese Cholesterinkiller an der Kennzeichnung »mit Pflanzensterin-/Pflanzenstanolzusatz« in unmittelbarer Nähe des Produktnamens. Die Menge an Phytosterinen muss in der Zutatenliste gekennzeichnet sein.

37 Probiotika

Unter Probiotika versteht man definierte Mikroorganismen (meist Lactobacillen oder Bifidobakterien), die nach ihrem Verzehr in der Darmflora eine gesundheitsfördernde Wirkung ausüben. Probiotische Lebensmittel wie Joghurt, Kefir oder Brottrunk sind in der Lage, als Cholesterinkiller zu wirken. Wissenschaftler beobachteten, dass Milchsäurebakterien den Gehalt an Cholesterin in ihrem Nährmedium vermindern können. So kam man zu der Vermutung, dass diese Bakterien auch zur Senkung des Serumcholesterinspiegels genutzt werden könnten. Die Wirkung erfolgt dabei vermutlich auf zwei Ebenen. Zum einen können Milchsäurebakterien Cholesterin an sich binden und zersetzen, so dass weniger Nahrungscholesterin aus dem Darm in die Blutbahnen gelangt. Zum anderen sorgen Probiotika für eine vermehrte Ausscheidung von Gallensäure. Zur Produktion neuer Gallensäure wird Blutcholesterin benötigt, so dass der Cholesterinspiegel sinkt. Die Studienergebnisse sind nicht einheitlich: Während einige Arbeiten moderate Senkungen der Cholesterinwerte beschreiben, kommen andere Studien diesbezüglich zu keinem befriedigenden Ergebnis, andere Untersuchungen weisen auf eine vorbeugende Wirkung von Probiotika hin. Die cholesterinsenkende Wirkung der Milchsäurebakterien scheint stark vom eingesetzten Stamm, von der verzehrten Menge und vom Cholesterinwert der Probanden abhängig zu sein. Um einen Cholesterinkiller-Effekt zu erreichen, sollten Probiotika täglich verzehrt werden. Da probiotische Lactobacillen und Bifidobakterien den Darm nicht dauerhaft besiedeln können, muss ständig für »Nachschub« gesorgt werden, damit die Keime nicht nach kurzer Zeit von den Darmbakterien verdrängt werden.

Vor allem nach einer Behandlung mit Antibiotika, die nicht nur die Krankheitserreger vernichten, sondern auch die Darmbakterien schädigen, sollte man probiotische Lebensmittel verzehren, um möglichst schnell wieder eine gesunde Darmflora aufzubauen.

Mindesthaltbarkeitsdatum

Die Anzahl der lebenden Mikroorganismen, die den Darm unbeschadet erreichen, ist von großer Wichtigkeit für die Wirkung. Daher sollten Probiotika immer so frisch wie möglich verzehrt werden, da die Anzahl der wirksamen Keime zum Mindesthaltbarkeitsdatum (MHD) hin immer geringer wird.

38 Antioxidanzien

Antioxidanzien (Oxidationshemmer) sind natürlicherweise in Lebensmitteln vorkommende Stoffe, die eine Reaktion empfindlicher Moleküle mit Sauerstoff verhindern. Meistens wirken sie als Radikalfänger. LDL-Cholesterin fördert grundsätzlich die Entstehung von Arteriosklerose. Nach neueren wissenschaftlichen Untersuchungen wirkt oxidiertes LDL (oLDL) besonders schädigend. Makrophagen, die zu den Fresszellen des Immunsystems gehören, nehmen oLDL ungehemmt auf und speichern es. Durch die Fettüberladung der Makrophagen bilden sich Schaumzellen, was in der medizinischen Forschung als eine der Ursachen für die Entstehung von Arteriosklerose betrachtet wird.

Neben einer Senkung des LDL-Cholesterinspiegels sollte also vor allem vermieden werden, dass LDL oxidiert. Eine vermehrte Aufnahme von oxidativ wirkenden Substanzen kann das verhindern. Besonders die Vitamine E und C sowie die sekundären Pflanzenstoffen aus der Gruppe der Carotinoide und Flavonoide spielen dabei eine wichtige Rolle. Auch die Spurenelemente Zink und Selen sind wirkungsvolle Partner im Kampf gegen die Oxidation des LDL-Cholesterins.

Um den Körper mit einer ausreichenden Menge an Antioxidanzien zu versorgen, sollten Sie täglich reichlich Obst und Gemüse essen. Um die Bioverfügbarkeit im Körper zu erhöhen, ist es besonders sinnvoll, sowohl rohes als auch gekochtes Obst und Gemüse zu essen. Wenn Sie Bedenken haben, ob Ihre tägliche Zufuhr an Oxidationshemmern ausreicht, trinken Sie zusätzlich frische Säfte (besonders wirksam: Tomatensaft) und reichern Sie Ihre Kost mit natürlichen Konzentraten wie Bierhefe, Sanddorn- oder Hagebuttenkonzentrat an. Versuchen Sie, jeden Tag fünf Hände voll Obst und Gemüse zu essen. Mit einer möglichst bunten und vielfältigen Mischung versorgen Sie Ihren Körper mit vielen wichtigen Inhaltsstoffen – auch mit Antioxidanzien.

Gute Quellen für Antioxidanzien

Vitamin E:
Nüsse/Mandeln, Samen (z. B. Sesam, Sonnenblumen), Weizenkeimöl, Maiskeimöl, Sonnenblumenkernöl, Sojakeimöl, hochwertige Margarine

Vitamin C:
Orangen, Zitronen, Grapefruits, Clementinen, Johannisbeeren, Himbeeren, Sanddorn, Kiwis, Paprika, Fenchel, Petersilie, Tomaten

Carotinoide:
Tomaten, Paprika, Brokkoli, Rosenkohl, Grünkohl, Spinat, Möhren, Mais, Aprikosen, Pfirsiche, Orangen

Flavonoide:
Kirschen, Pflaumen, rote Beeren, Äpfel, Rotkohl, Zwiebeln, Radieschen, Radicchiosalat, Endivien, Auberginen

Die Einnahme von hochdosierten Vitamin-/Mineralstoffpräparaten bringt eventuell mehr Schaden als Nutzen. Die übertriebene Zufuhr von Antioxidanzien kann dazu führen, dass oxidative Prozesse eher noch angeschoben werden, statt dass – wie erwartet – eine oxidationshemmende Wirkung eintritt.

39 Vitamin E

Unter Vitamin E versteht man eine Gruppe ähnlich aufgebauter chemischer Verbindungen, die auch Tocopherole genannt werden. Die einzelnen Vertreter der Tocopherole weisen verschiedene biologische Aktivitäten auf, daher wird die Wirksamkeit der einzelnen Formen berücksichtigt und die täglich benötigte Menge Tocopherol in internationale Einheiten (IE) umgerechnet. Während Ernährungsexperten eine tägliche Aufnahme, je nach Alter und Geschlecht, von etwa 18 bis 23 IE fordern, sind für einen Cholesterinkiller-Effekt von Vitamin E eine tägliche Aufnahme von 200 IE erforderlich. Das Vitamin E wirkt dabei nicht nur als Radikalfänger und Oxidationshemmer, denn es wirkt sich auch direkt auf die Höhe des Cholesterinspiegels, und besonders auf die Höhe des LDL-Spiegels, aus. Schon das macht Vitamin E zu einem besonders wirksamen Cholesterinkiller. Noch bessere Erfolge erzielen Sie mit einer Kombination aus Knoblauch, Lecithin und dem fettlöslichen Vitamin E. In dieser speziellen Verknüpfung unterstützen sich die drei Cholesterinkiller besonders gut.
Setzen Sie zusätzlich zu diesen Cholesterinkillern auf die Wirkung von Ballaststoffen und Phytosterinen. Dann haben Sie tatsächlich eine sehr hohe Chance, dass sich Ihre Blutfettwerte bald in geordneten Bahnen bewegen und Sie die Einnahme von Lipidsenkern vermeiden können.
Tocopherol wird auch als Zusatzstoff in der Lebensmittelindustrie verwendet. Es schützt Fette, Vitamine und einige natürliche Farbstoffe vor dem Verderb durch Sauerstoff und ist sogar für Biolebensmitttel zugelassen.

Schnelle Cholesterinkiller-Mahlzeiten

Die Zubereitung herzgesunder Cholesterinkiller-Mahlzeiten muss nicht umständlich oder aufwendig sein: Eine Portion Blattspinat mit Knoblauch, dazu wachsweich gekochte Eier und Vollkornbrot mit Phytosterinmargarine bestrichen; Pellkartoffeln mit etwas geschmolzener Phytosterinmargarine, dazu Rührei und Tomaten-Zwiebel-Salat mit Knoblauch. Einfache und doch wirkungsvolle Mahlzeiten, die Vitamin E, Lecithin, Knoblauch, Ballaststoffe und Phytosterine enthalten und für die Normalisierung Ihrer Blutfettwerte sorgen.

40 Niacin

Niacin ist ein Vitamin aus dem B-Komplex, das früher auch als Vitamin B_3 bezeichnet wurde. Es ist ein Oberbegriff für die Vitamere Nicotinsäureamid und Nicotinsäure, die im Organismus ineinander umgewandelt werden können. Niacin findet sich in allen lebenden Zellen und wird in der Leber gespeichert. Das B-Vitamin ist ein wichtiger Baustein für verschiedene Co-Enzyme und hat zentrale Bedeutung beim Stoffwechsel von Fetten, Eiweißen und Kohlenhydraten. Gegenüber Hitze, Licht und Luftsauerstoff ist Nicotinsäure weniger empfindlich als andere B-Vitamine, so dass die Zubereitungsverluste bei unter zehn Prozent liegen. Natürliche Niacin-Lieferanten sind beispielsweise Geflügel, Wild, Fisch, Pilze, fettarme Milchprodukte und Eier, Innereien, Vollkornprodukte, Gemüse, Obst und Nüsse.

Dabei wird Niacin aus tierischen Quellen vom Körper grundsätzlich besser verwertet. Auch mit Hilfe von Bierhefe kann eine ausreichende Aufnahme an Niacin erreicht werden. Der Bedarf an Niacin ist von Alter, Gewicht und Geschlecht abhängig und liegt bei etwa 13 bis 17 mg pro Tag. Als Cholesterinkiller wirkt Niacin jedoch nur, wenn höhere Dosen pro Tag erreicht werden. Zu einer deutlichen Senkung des LDL-Cholesterin- und Triglyzeridspiegels und einem ebenfalls deutlichen Anstieg des HDL kommt es nur bei einer Dosis von 500 bis 1000 mg Niacin pro Tag.

Niacin in Lebensmitteln

Der normale Bedarf an Niacin wird durch eine abwechslungsreiche Ernährung gedeckt, therapeutische Dosierungen von 500 bis 1000 mg können jedoch nur über die Einnahme von Nahrungsergänzungsmitteln gedeckt werden.

41 Chrom

Das lebenswichtige Spurenelement Chrom hat einen festen Platz in der Ernährungsmedizin. Es nimmt Einfluss auf den Kohlenhydrat-, Eiweiß- und Fettstoffwechsel, dabei sind die Mechanismen noch nicht vollständig geklärt. Der Bedarf an Chrom wird von Ernährungswissenschaftlern auf 30 bis 100 µg pro Tag geschätzt. Dieser Wert wird von weiten Teilen der Bevölkerung nicht erreicht. Für einen Cholesterinkiller-Effekt sind jedoch größere Mengen an Chrom erforderlich. Durch angemessene Mengen an Chrom kann es zur Senkung der Triglyzeride und LDL-Cholesterinmenge im Blut kommen, der HDL-Wert steigt und die Bildung von arteriosklerotischen Plaques in den Arterien wird vermindert. Um diese Effekte zu erreichen, werden Dosierungen allerdings von 200 bis 400 µg empfohlen. Dieser Bedarf ist alleine mit Hilfe chromreicher Lebensmittel wie Getreide, Hülsenfrüchten, Nüssen und Fleisch mit einem Gehalt von etwa 10 bis 100 µg pro 100 g kaum zu decken. Nahrungsergänzungsmittel, die Sie rezeptfrei in Apotheken erhalten, können hier Abhilfe schaffen.

42 Co-Enzym Q_{10}

Das Co-Enzym Q_{10} hat eine wichtige Funktion in der Gesunderhaltung des Herz-Kreislauf-Systems. Co-Enzym Q_{10} wird auch als Ubichinon bezeichnet und weist Ähnlichkeiten mit verschiedenen Vitaminen auf. Ubichinon wird sowohl über die Nahrung zugeführt als auch vom menschlichen Organismus gebildet.

Co-Enzym Q_{10}-Bedarf

Der normale tägliche Bedarf an Ubichinon wird bei einem ausgewogenen Verzehr durch Fleisch, Innereien, fetthaltige Fische, Nüsse, Hülsenfrüchte, Sesam, Sonnenblumenkerne, Pflanzenöle, Kohl, Zwiebel, Spinat, Rosenkohl, Kartoffeln und Brokkoli gedeckt. Damit Co-Enzym Q_{10} als Cholesterinkiller wirksam werden kann, sind höhere Dosierungen notwendig.

Die wichtigste Funktion von Co-Enzym Q_{10} ist die Umwandlung der mit der Nahrung aufgenommenen Energie in körpereigene Energie. Co-Enzym Q_{10} wirkt als Schutzschild gegen freie Radikale, schützt LDL vor Oxidation und wirkt den Ablagerungen von LDL-Cholesterin in den Arterien entgegen.
Über die Ernährung werden täglich etwa 3 bis 5 mg Co-Enzym Q_{10} aufgenommen. Bei einem erhöhten Bedarf oder für eine Cholesterinkiller-Wirkung ist die Einnahme von entsprechenden Nahrungsergänzungsmitteln mit einer Dosis von 25 bis 200 mg Ubichinon pro Tag erforderlich.

43 Betaglucan

Betaglucan ist ein natürlicher Nahrungsinhaltsstoff, der zur Gruppe der Vielfachzucker gehört. Größere Mengen sind in Hafer und Haferprodukten (z.B. Flocken, Brot, Knäckebrot), Pilzen und Bäcker-Hefe enthalten. Dabei kommt den Pilzen eine besondere Rolle zu, da sie einen qualitativ hochwirksamen Mix aus verschiedenen Betaglucanen enthalten. Aktuelle Untersuchungen zeigen, dass Betaglucan zur Vorbeugung von Arteriosklerose bestens geeignet ist. Das Cholesterinniveau wird effektiv gesenkt und das Verhältnis von LDL zu HDL verbessert, indem Betaglucan den LDL-Wert senkt und den HDL-Spiegel minimal anhebt. Wenn Sie sicher sein möchten, dass Sie täglich genug Betaglucan zu sich nehmen, verwenden Sie ein Bierhefepräparat.
Neuere Studien verweisen außerdem auf eine positive Wirkung von Betaglucan auf die Stimulation des Immunsystems.

44 Arginin

Aminosäuren sind die kleinsten Bausteine der Eiweiße (Proteine), Arginin ist eine davon. Verschiedene Studien zeigen, dass Arginin wichtige Effekte bei der Behandlung von Herz- und Gefäßkrankheiten hat. Arginin hält nicht nur die Blutgefäßwände elastisch, es dämmt auch die Verklumpung von Blutplättchen und weißen Blutkörperchen ein und verhindert dadurch, dass in den Adern problematische Blutstauungen entstehen. Die besten Lebensmittelquellen für Arginin sind Nüsse und Mandeln, Samen und Weizenkeime. In Fisch, Fleisch, Eiern und Getreide finden sich ebenfalls ansehnliche Mengen. Der besonders wirkungsvolle cholesterinsenkende Effekt von Nüssen und Mandeln ist also nicht nur auf den hohen Gehalt an ungesättigten Fettsäuren und Vitamin E zurückzuführen, auch der Arginin-Gehalt trägt zur Wirkung der schmackhaften Cholesterinkiller bei.

Ein idealer Snack

Stecken Sie sich morgens ein paar Mandeln, Walnüsse, Erdnüsse oder Haselnüsse in die Tasche. Wenn zwischendurch der Magen knurrt, essen Sie ein paar davon. Gut gekaut haben die kleinen Cholesterinkiller nämlich auch einen guten Sättigungseffekt.

Amerikanische Wissenschaftler konnten in einer vielbeachteten Studie belegen, dass durch eine tägliche Gabe von Mandeln der Cholesterinspiegel um etwa sieben Pro-

zent gesenkt werden kann. Andere Studien, in denen den Patienten reines Arginin als Nahrungsergänzung verabreicht wurde, sprechen sogar von einer Senkung des Cholesterinspiegels um bis zu zehn Prozent. Erfreulicherweise wird der Serumspiegel des HDL-Cholesterins durch Arginin nicht beeinflusst, nur der LDL-Spiegel wird gesenkt, so dass das Verhältnis HDL zu LDL zugunsten des »guten« HDL-Werts verschoben wird.
Für eine ausreichende Versorgung sollten Sie täglich einige argininhaltige Cholesterinkiller verzehren. Sprechen Sie mit Ihrem Arzt über eine eventuelle Nahrungsergänzung.

45 Glycin

Glycin ist ein Eiweißbaustein, der neben vielen anderen positiven Effekten auch als Cholesterinkiller wirkt. Die Bildung von Gallensäuren stellt den wichtigsten Weg für die Ausscheidung von Cholesterin dar. Als Konjugate des Glycins oder Taurins werden sie über die Gallenblase in den Dünndarm abgegeben, wo sie bei der Resorption von Fetten und fettlöslichen Vitaminen mitwirken. Etwa 1 g Cholesterin wird pro Tag in der Leber in Gallensäure umgewandelt, welche für die Fettaufnahme im Dünndarm notwendig ist. Ein Großteil dieser Gallensäure wird im Darm wieder aufgenommen und der Leber zurückgeführt. Es findet keine Ausscheidung der Gallensäure statt. Das ist für einen gesunden Menschen äußerst wichtig, da die optimale Rückführung der Gallensäure in die Leber auch dafür verantwortlich ist, dass die körpereigene Cholesterinherstellung im normalen Bereich bleibt.

Die Aminosäure Glycin ist für diesen Vorgang von entscheidender Bedeutung. Wenn der Cholesterinwert zu hoch ist, dann kann Glycin die körpereigene Regulierung stimulieren. Glycin wandelt Cholesterin in Gallensäure um, welche über den Darm ausgeschieden wird. Wenn weniger Gallensäure vom Darm zur Leber zurücktransportiert wird, steigt in der Leber die körpereigene Cholesterinproduktion an. Da Cholesterin als Ausgangsstoff dadurch vermehrt gebraucht wird, sinkt der Cholesterinspiegel im Blut. Nahrungsergänzungen in Pulver- oder Kapselform erhalten Sie rezeptfrei in der Apotheke.

Eiweißbaustein als Zusatzstoff

Wundern Sie sich nicht, wenn Sie Glycin in der Zusatzstoffliste auf Lebensmitteln finden. Unter der Nummer E 640 ist es als Geschmacksverstärker ohne Höchstmengenbeschränkung zugelassen.

46 Zimt

Der Cholesterinkiller, der im aromatischen Gewürz wirkt, ist ein sekundärer Pflanzenstoff, das Polyphenol MHCP. Neben einer ausgeprägten Wirksamkeit auf den Blutzuckerspiegel weist Zimt auch hervorragende Wirkungen auf die Blutfettwerte auf. Eine Studie mit Typ-2-Diabetikern ergab nach gut einem Monat eine Senkung des Gesamtcholesterinspiegels um zwölf bis 26 Prozent, der LDL-Wert ging um sieben bis 27 Prozent zurück, der Triglyzeridspiegel sank sogar um bis zu 30 Prozent. Achten Sie bei der Verwendung von Zimt auf die Qualität. Im Vergleich zum billigeren Cassia-Zimt enthält Ceylon-Zimt nur sehr geringe Mengen des umstrittenen Inhaltsstoffs Cumarin und löst seltener Allergien aus. Der geschmacklich etwas feinere Ceylon-Zimt schmeckt auch in größeren Mengen nicht zu sehr vor und eignet sich daher für süße und herzhafte Gerichte. Für eine unkomplizierte Anwendung der wertvollen Zimt-Inhaltsstoffe werden auch Zimtkapseln im Reformhaus und in der Apotheke angeboten.

Lipidsenker aus dem Gewürzschrank

Schon mit einer täglichen Dosis von etwa 1 g Zimt (das entspricht etwa 1/2 Teelöffel) lassen sich erstaunliche Wirkungen auf den Cholesterinspiegel nachweisen. Würzen Sie Müsli, Joghurt, Quark und Obstsalat großzügig mit Zimt. Auch Kaffee und Tee werden mit einer Prise Zimt zum aromatischen Genuss. Es muss nicht immer Süßes sein: In vielen herzhaften indischen, türkischen und griechischen Rezepten findet Zimt Verwendung.

47 Kurkumin

Kurkumin ist der gelborange Farbstoff, der im Wurzelstock des Gelbwurz (Kurkuma, Curcuma) zu finden ist. Die Cholesterinkiller-Qualitäten von Kurkumin bestehen in einer Behinderung der Cholesterinaufnahme im Darm, der Umwandlung von Cholesterin in Gallensäure und der beschleunigten Ausscheidung.

Currypulver – die Mischung macht's

Milde, fruchtige und scharfe Currymischungen: Für jeden Geschmack ist etwas dabei. Hauptbestandteil aller Currymischungen ist Kurkuma, das für die leuchtend gelbe Gewürzfarbe verantwortlich ist.

In einer Studie, in der Probanden täglich 1/2 g Kurkumin verabreicht wurde, konnte nach nur einer Woche der durchschnittliche Wert des HDL-Cholesterins um 29 Prozent gesteigert werden, der Gesamtcholesterinspiegel wurde gleichzeitig um etwa zwölf Prozent und weiterhin die Lipidperoxidation um ein Drittel gesenkt. Verwenden Sie Kurkuma, das auch einen großen Anteil des Currypulvers ausmacht, möglichst häufig zum Kochen.

48 Gugulipid

Gugulipid wird aus dem Harz eines Myrrhebaums gewonnen. Seit Jahrhunderten ist es Bestandteil der ayurvedischen Medizin. Gugulipid senkt das gefäßschädigende LDL-Cholesterin und erhöht den Wert des positiv wirksamen HDL-Cholesterins. Die Leber wird angeregt, Gallensäure zu bilden, und die Fibrinolyse des Blutes gefördert (Verhinderung von Verklumpung des Blutes, Auflösung von Blutgerinnseln). Über mögliche Nebenwirkungen bei Langzeiteinnahme oder Überdosierung ist noch wenig bekannt. Sprechen Sie daher die Einnahme von entsprechenden Präparaten mit Ihrem Arzt ab!

Gewohnheiten ändern

Die wirkungsvollsten Cholesterinkiller ganz zum Schluss: Einige Kilos weniger auf der Waage und jeden Tag Bewegung sind entscheidende Schritte auf dem Weg zu optimalen Blutfettwerten.
Jedes Kilogramm zu viel belastet Ihren Stoffwechsel. Setzen Sie beim Abnehmen vor allem auf ein nachhaltiges Absenken des Körpergewichts. Crash-Diäten und Fastenkuren, die häufig zum Jo-Jo-Effekt führen, sind ungeeignet zum langfristigen, dauerhaften Abnehmen und wirken belastend auf Herz, Gefäße und Fettstoffwechsel.

49 Körpergewicht

Für Übergewichtige ein Cholesterinkiller erster Güte: Abnehmen. Übergewicht fördert die Entstehung von Fettstoffwechselstörungen, Arteriosklerose, Herzinfarkt und Schlaganfall. In der Regel ist eine dauerhafte Gewichtsreduktion von fünf bis zehn Prozent des Ausgangsgewichts ausreichend, um den LDL- und Triglyzeridwert deutlich zu ändern. Der Body-Mass-Index (BMI) wird heute zur Bewertung des Körpergewichts herangezogen. So berechnen Sie Ihren BMI:

$$\text{BMI} = \frac{\text{Körpergewicht in Kilogramm}}{(\text{Körpergröße in Meter})^2}$$

Bei einer Körpergröße von 1,75 Meter und einem Gewicht von 90 Kilogramm ergibt sich nach dieser Formel also ein BMI von 29,4.

BMI-Bewertung nach Alter

Altersgruppe	BMI (Normalgewicht)
19 bis 24 Jahre	19 bis 24
25 bis 34 Jahre	20 bis 25
35 bis 44 Jahre	21 bis 26
45 bis 54 Jahre	22 bis 27
55 bis 64 Jahre	23 bis 28
› 64 Jahre	24 bis 29

Menschen, die einen zu hohen Body-Mass-Index haben, sollten langsam, aber dauerhaft abnehmen. Als sinnvoll wird von Ernährungsexperten eine Reduzierung des Gewichts von ein bis zwei Kilogramm pro Monat angegeben. Radikale Crash-Diäten, die Gewichtsverluste von mehreren Kilogramm pro Woche versprechen, sind völlig ungeeignet, das Körpergewicht dauerhaft zu reduzieren. Lassen Sie sich von einer eventuell auftretenden kurzfristigen Erhöhung des Cholesterinspiegels während einer Reduktionsdiät nicht entmutigen. Langfristig wird er sich zunächst auf das Ausgangsniveau absenken, um später noch niedrigere Werte zu erreichen. Nicht nur Ihr Cholesterinspiegel profitiert von einer Gewichtsreduktion, allen Erkrankungen des metabolischen Syndroms ist gemeinsam, dass ihre Symptome bei einer Gewichtsreduktion deutlich nachlassen: Die Insulinresistenz entwickelt sich zurück, der Blutdruck sinkt, und die Blutfettwerte verbessern sich.

Liebgewonnene Gewohnheiten lassen sich natürlich nicht so leicht ändern. Aber Schritt für Schritt können

Sie es schaffen, den einen oder anderen Cholesterinkiller in Ihren Tagesplan einzubauen, und so dauerhaft Ihr Gewicht reduzieren.

Maßnahmen zum Abnehmen

- Wählen Sie vorwiegend fettarme Proteinlieferanten: Quark, Harzer Käse, fettarme Milchprodukte, Fisch und Sojaprodukte.
- Kohlenhydratlieferanten mit einem großen Ballaststoffanteil sorgen für lange Sättigung: Vollkornbrot, Hülsenfrüchte, Getreideflocken, frisches Obst und Gemüse sind eine gute Wahl.
- Verwenden Sie kleine Mengen hochwertiger Pflanzenfette und meiden Sie gesättigte Fettsäuren so weit wie möglich.
- Achten Sie auf ausreichende Bewegung. Sie kurbeln damit den Stoffwechsel an, mehr Kalorien werden verbraucht.

50 Bewegung

Der LDL- und Gesamtcholesterinwert lassen sich durch viele Cholesterinkiller zum Teil deutlich senken. Aber wichtig ist es, auch den HDL-Spiegel zu beeinflussen. In diesem Fall geht es nicht um eine Senkung, sondern um eine Erhöhung. Bei fast allen Menschen ist der HDL-Spiegel grenzwertig oder gar zu niedrig. Dabei ist das HDL sozusagen der Gefäßputzer, er hält die Adern frei von Verkalkungen und ist sogar in der Lage, bereits bestehende Arteriosklerose zu vermindern. Durch den

Einsatz verschiedener Cholesterinkiller können Sie den LDL- und Gesamtcholesterinwert senken. Besonders wirkungsvoll ändern Sie das Verhältnis von LDL- zu HDL-Wert, indem Sie durch ausreichende Alltagsbewegung und Ausdauersport den HDL-Cholesterinwert anheben. Auch wenn Sport nicht Ihr liebstes Hobby ist, können Sie ohne große Anstrengung ein bisschen Bewegung in Ihren Tag bringen. Benutzen Sie für kurze Wege (gern auch für längere) nicht das Auto, sondern gehen Sie zu Fuß oder fahren Sie mit dem Fahrrad. Benutzen Sie die Treppe statt den Aufzug. Steigen Sie eine oder zwei Stationen eher aus dem Bus oder der U-Bahn aus und legen Sie den Rest der Strecke »auf Schusters Rappen« zurück. Parken Sie zwei Blocks von Ihrer Wohnung entfernt und genießen Sie zum Feierabend den kurzen Weg an frischer Luft. Abgesehen von der direkten Wirkung auf Ihren Cholesterinspiegel haben Sie auch noch für Ihre Figur ein gutes Werk vollbracht.

Ausdauersport

Lassen Sie sich nicht von dem Begriff »Ausdauersport« abschrecken. Er besagt nur, dass es nicht auf Kraft ankommt, sondern auf die Durchführung der Sportart über längere Zeit – Hochleistungen sind nicht gefordert! Walking und Nordic Walking, Wandern, Radfahren, Schwimmen und Rudern oder Paddeln sind Sportarten, die auch Ungeübten gelingen, die Spaß machen und für Ihren Cholesterinspiegel ein Gewinn sind. Besonders motivierend wirkt es häufig, wenn Sie sich zum Sport mit Gleichgesinnten treffen.

Cholesterinkiller-Programm für 1 Tag

Auf den folgenden Seiten finden Sie Rezeptideen und Anregungen für einen idealen Cholesterinkiller-Tag. Stellen Sie sich Ihren Essensplan mit einer reichlichen Auswahl an Cholesterinkillern zusammen und genießen Sie jede Mahlzeit in Ruhe und in einer entspannten Umgebung.

Frühstück

Müsli:

- 5 EL Vollkornmüsli ohne Zucker oder Vollkornhafer- oder Mehrkornflocken
- 1 geriebener Apfel oder 1 Schälchen Beerenfrüchte
- 1 EL gehackte Mandeln oder Nüsse
- 150 ml Sojamilch
- 1 Becher probiotischer Magermilchjoghurt
- Zimt zum Abschmecken

dazu:

- 1 hart gekochtes Hühnerei
- 1 Glas Tomatensaft
- 2 EL Lecithinkonzentrat oder Lecithingranulat
- Kaffee oder Tee nach Geschmack

Zwischendurch

Lachsbrot:

- 1 Scheibe Hafervollkornbrot
- 1 TL Diäthalbfettmargarine mit Phytosterinen
- 1 dünne Scheibe geräucherter Lachs
- etwas Dill zur Dekoration

dazu:

- 1 Glas Kefir oder Brottrunk

Mittagessen

Pellkartoffeln mit Leinöl, Cholesterinkiller-Gemüse und Lammfleisch:

- 200 g Pellkartoffeln
- 1 TL Leinöl zum Beträufeln
- 200 g Shiitake-Pilze, Möhren, Tomaten oder Brokkoli
- 1 Stück Lammfilet, Tofu, Lachsfilet oder mageres Rind- oder Schweinefleisch (125 g)
- 1 TL Sonnenblumenöl zum Anbraten
- 2 Knoblauchzehen, reichlich Kräuter und Gewürze, fluoridiertes Jodsalz mit Folsäure zum Abschmecken

dazu:

- 1 Becher Soja-»Joghurt« mit probiotischen Kulturen

Zwischendurch

Knäckebrot mit Harzer Käse:

- 1 Scheibe Haferknäckebrot
- 1 TL Diäthalbfettmargarine mit Phytosterinen
- 1 Portion Harzer Käse

dazu:

- 1 Apfel

Abendessen

Tomatensalat und belegte Brote:

- 200 g Tomaten
- 1 EL Rapsöl
- Knoblauch, Zwiebeln, Kräuter und Gewürze, fluoridiertes Jodsalz mit Folsäure zum Abschmecken
- 2 Scheiben Hafervollkornbrot
- 1 EL Diäthalbfettmargarine mit Phytosterinen
- 1 EL Kochkäse (mager), 1 Scheibe Kochschinken

Nuss-Beeren-Joghurt:

- 1 Becher probiotischer Magermilchjoghurt
- je 1 EL Pistazien und Walnüsse
- 1 EL Pektinkonzentrat (flüssig oder Granulat)
- 100 g Brombeeren, Himbeeren oder Johannisbeeren
- Süßstoff und Zimt zum Abschmecken

dazu:

- 2 EL Artischockensaft oder -extrakt

Spätimbiss

- 1 Glas Kefir oder Brottrunk
- 1 Apfel

Über den Tag verteilt

1 bis 2 Flaschen kalziumreiches Mineralwasser (mind. 150 mg pro Liter), eventuell mit einigen Spritzern Zitronen- oder Limettensaft und/oder etwas Zimt

Ausreichend Bewegung

Mit Hilfe einer ausreichenden Alltagsbewegung (z. B. Treppen steigen, zu Fuß gehen) und Ausdauersport (z. B. Gymnastik, Walken, Schwimmen) können Sie das Verhältnis des Cholesterinspiegels zugunsten des HDL-Werts beeinflussen.

Nahrungsergänzung

Als Nahrungsergänzungsmittel sind Bierhefepräparate, wasserlösliche Ballaststoffe (z. B. Plantago ovata, Pektin, Oligofruktose), Artischockensaft oder -extrakt sowie Chrom zu empfehlen. Lassen Sie sich vom Arzt, in der Apotheke oder im Reformhaus beraten.

Autor

Sven-David Müller-Nothmann gehört zu den bekanntesten und beliebtesten Diätexperten in Deutschland. Täglich hat er mit den Problemen von Menschen mit erhöhten Blutfettwerten zu tun. Der staatliche anerkannte Diätassistent hat Konzepte entwickelt, die wirklich dauerhaft den Cholesterinspiegel senken. Regelmäßig ist Sven-David Müller zu Gast bei Talkrunden im Fernsehen. Er gehört zum Expertengremium der Zeitschrift »Fit for fun«, »Frau von heute« und außerdem ist er Diätexperte bei »Mini«, »InTouch« und »Illu der Frau«. Für seine Verdienste um die allgemeine Gesundheit der Bevölkerung wurde er mit dem Bundesverdienstkreuz ausgezeichnet.

Buchtipps

Müller, Sven-David, und Raschke, Katrin:
Cholesterin natürlich senken,
Knaur 2003

Müller, Sven-David:
Cholesterin- und Fett-Ampel,
Knaur 2004

Müller-Nothmann, Sven-David:
Die 50 besten Kalorienkiller,
Knaur 2007

Müller-Nothmann, Sven-David:
Die 50 besten Fettkiller,
Knaur 2008

Internettipps

Hier finden Sie interessante Internetlinks:

www.dkgd.de
www.svendavidmueller.de
www.muellerdiaet.de

Register

Bitte besuchen Sie uns auch im Internet unter:
www.knaur-ratgeber.de

Bibliografische Information der Deutschen Nationalbibliothek
Die Deutsche Nationalbibliothek verzeichnet diese Publikation in der Deutschen Nationalbibliografie; detaillierte bibliografische Daten sind im Internet über http://dnb.d-nb.de abrufbar.

Wichtiger Hinweis
Die im Buch veröffentlichten Ratschläge wurden von Verfasser und Verlag mit größter Sorgfalt erarbeitet und geprüft. Eine Garantie kann jedoch nicht übernommen werden. Ebenso ist eine Haftung des Verfassers bzw. des Verlags und seiner Beauftragten für Personen-, Sach- oder Vermögensschäden ausgeschlossen.

Projektleitung:
Kathrin Gritschneder
Redaktion: Astrid Büscher
Bildredaktion: Markus Röleke
Bildnachweis:
Umschlagfoto: Stockfood/
Stephen Conroy Photography Ltd.
Fotos: Stockfood/
Frank Adam S. 16/Bayside S. 6
Herstellung: Sandra Hacke
Satz und DTP: Gaby Herbrecht

Umschlaggestaltung:
griesbeckdesign, München
Reproduktion:
Repro Ludwig, A-Zell am See
Druck und Bindung: AZ Druck und Datentechnik GmbH, Kempten

Printed in Germany

ISBN 978-3-426-64838-4

5 4 3 2 1